PSICOPATOLOGIA E PSICODINÂMICA
NA ANÁLISE PSICODRAMÁTICA

VOLUME IX

CIP-BRASIL. CATALOGAÇÃO NA PUBLICAÇÃO
SINDICATO NACIONAL DOS EDITORES DE LIVROS, RJ

P969

Psicopatologia e psicodinâmica na análise psicodramática, volume IX / Victor Roberto Ciacco da Silva Dias ... [et al.]. - 1. ed. - São Paulo : Ágora, 2024.
240 p. ; 21 cm.   (Psicopatologia e psicodinâmica na análise psicodramática ; 9)

Inclui bibliografia
ISBN 978-85-7183-337-1

1. Psicopatologia. 2. Psicanálise. 3. Psiquiatria. 4. Psicodrama. I. Dias, Victor Roberto Ciacco da Silva. II. Série.

24-93091

CDD: 616.89
CDU: 616.89

Meri Gleice Rodrigues de Souza - Bibliotecária - CRB-7/6439

www.editoraagora.com.br

Compre em lugar de fotocopiar.
Cada real que você dá por um livro recompensa seus autores
e os convida a produzir mais sobre o tema;
incentiva seus editores a encomendar, traduzir e publicar
outras obras sobre o assunto;
e paga aos livreiros por estocar e levar até você livros
para a sua informação e o seu entretenimento.
Cada real que você dá pela fotocópia não autorizada de um livro
financia o crime
e ajuda a matar a produção intelectual de seu país.

VICTOR ROBERTO CIACCO DA SILVA DIAS
E COLABORADORES

PSICOPATOLOGIA E PSICODINÂMICA
NA ANÁLISE PSICODRAMÁTICA

VOLUME IX

PSICOPATOLOGIA E PSICODINÂMICA NA ANÁLISE PSICODRAMÁTICA
Volume IX
Copyright © 2024 by autores
Direitos desta edição reservados por Summus Editorial

Editora executiva: **Soraia Bini Cury**
Edição: **Janaína Marcoantonio**
Capa: **Alberto Mateus**
Revisão: **Michelle Campos**
Diagramação: **Pablo Moronta**

Editora Ágora
Departamento editorial
Rua Itapicuru, 613 – 7º andar
05006-000 – São Paulo – SP
Fone: (11) 3872-3322
http://www.editoraagora.com.br
e-mail: agora@editoraagora.com.br

Atendimento ao consumidor
Summus Editorial
Fone: (11) 3865-9890

Vendas por atacado
Fone: (11) 3873-8638
e-mail: vendas@summus.com.br

Impresso no Brasil

Sumário

Apresentação, 7

1. O adolescente e sua adolescência, 11
   Victor R. C. S. Dias

2. A psicodinâmica das divisões internas, 29
   Virgínia de Araújo Silva e Victor R. C. S. Dias

3. A psicodinâmica da depressão
   na análise psicodramática, 53
   Victor R. C. S. Dias

4. O transtorno bipolar na análise psicodramática, 61
   Virgínia de Araújo Silva

5. A psicoterapia de casal para casais homoafetivos, 77
   Elizabeth Grecco

6. A conduta medicamentosa em crianças
   e adolescentes jovens, 97
   Celso Azevedo Augusto e Katia Pareja

7. Um estudo comparativo entre a teoria da análise psicodramática e a teoria de outras escolas psicoterápicas , 145
   Ana Elisa Barbosa de Carvalho Fernandes

8. O manejo psicodramático da defesa de personagens, 161
   Victor R. C. S. Dias

9. A abordagem da identidade sexual indiferenciada nos adolescentes, 175
   Victor R. C. S. Dias

10. As técnicas de espelho na análise psicodramática, 181
    Ana Elisa Barbosa de Carvalho Fernandes

11. O psicodrama interno, 201
    Victor R. C. S. Dias

12. A sensibilização corporal, 211
    Victor R. C. S. Dias

13. O mecanismo de cura pela abordagem direta da zona de exclusão, 223
    Victor R. C. S. Dias

REFERÊNCIAS BIBLIOGRÁFICAS, 231

Apresentação

Caro leitor,

Neste volume IX da coleção Psicopatologia e Psicodinâmica na Análise Psicodramática, apresentamos alguns capítulos inéditos e outros com reformulações de temas já abordados.

No Capítulo 1, faço uma revisão extensa da visão da análise psicodramática sobre o adolescente e sua adolescência. Reforço a presença, nessa fase, de angústias patológicas, circunstanciais e existenciais; e descrevo o fenômeno da identidade sexual indiferenciada, comumente observado nos jovens de hoje.

No Capítulo 2, Virgínia de Araújo Silva e eu revisamos em detalhes todas as divisões internas, algumas com nova nomenclatura, que fazem parte da principal estrutura de psicopatologia da análise psicodramática.

No Capítulo 3, descrevo as duas grandes depressões que acontecem durante a psicoterapia: a depressão de arrependimento e culpa, ligada à segunda zona de exclusão, e a depressão da falta, ligada à primeira zona de exclusão.

No Capítulo 4, Virgínia relaciona os quadros de patologia bipolar e defesas maníacas e hipomaníacas da psiquiatria clínica com o entendimento psicopatológico e psicodinâmico desses quadros na análise psicodramática. Também revisa o conceito de depressão da psiquiatria clínica com base nos conceitos de depressão neurótica, depressão de constatação e depressão da falta da análise psicodramática.

No Capítulo 5, Elizabeth Grecco descreve, no contexto da psicoterapia de casal e família, as situações mais recentes de casais homoafetivos e famílias homoafetivas (casais homoafetivos com filhos). É um tema atual, ainda sem tradição, portanto o vínculo de conveniência tem que ser muito mais trabalhado do que nas terapias de casais tradicionais.

No Capítulo 6, Celso Azevedo Augusto e Katia Pareja apresentam a abordagem medicamentosa nas psicoterapias de crianças e adolescentes. Katia classifica as principais situações e sintomas que necessitam de uma abordagem medicamentosa, enquanto Celso apresenta as principais drogas e respectivas dosagens que devem ser utilizadas, tanto por crianças como por adolescentes, incluindo psicoterápicos — um guia muito útil para psicólogos e terapeutas que não têm receituário medicamentoso.

No Capítulo 7, Ana Elisa Barbosa de Carvalho Fernandes apresenta um estudo comparativo entre as abordagens psicoterápicas da psicanálise, das terapias cognitivo-comportamentais e das psicoterapias existenciais e a psicoterapia da análise psicodramática.

No Capítulo 8, abordo e sistematizo o trabalho das defesas de personagens, tanto nos quadros esquizoides como nos quadros ingeridores, bem como das figuras de mundo interno indiscriminadas das divisões internas esquizofrênicas.

No Capítulo 9, abordo o tema da identidade sexual indiferenciada dos adolescentes atuais, dando ênfase à aceleração da discriminação dos modelos preexistentes e dos modelos idealizados. Aproveito para apresentar em mais detalhes a técnica do átomo em forma de tribuna, com a sistematização das entrevistas que devem ser conduzidas.

No Capítulo 10, Ana Elisa sistematiza as técnicas de espelho utilizadas na análise psicodramática.

No Capítulo 11, retomo o tema do psicodrama interno, atualizado e com exemplos.

No Capítulo 12, retomo o tema das sensibilizações corporais, atualizado e com exemplos.

No Capítulo 13, abordo o mecanismo de cura pela abordagem direta do material excluído, diretamente das zonas de exclusão.

Agradeço a todos os que colaboraram para produzir este livro e à minha secretária, Karla, por sua dedicação e paciência na digitação destes textos.

Uma boa leitura a todos!

Victor

1. O adolescente e sua adolescência

Victor R. C. S. Dias

Na análise psicodramática, consideramos adolescência a fase que vai da *puberdade* até o final do *desenvolvimento da identidade sexual.* Esse período ocorre mais ou menos entre os 12 e os 18 anos, dependendo da pessoa. É um momento turbulento, tanto para o adolescente como para seus pais ou responsáveis, e apresenta um conjunto bastante diversificado de eventos.

Com relação ao *conceito de identidade,* é um período de grande transição. Lembremos que o conceito de identidade da criança está nas mãos de seus pais ou responsáveis. São eles que determinam o *projeto de vida* da criança. O projeto de vida é o *plano diretor que norteia a vida do indivíduo e dá significado a suas ações e atitudes.* É durante a adolescência que, pouco a pouco, a determinação do projeto de vida passa do controle dos pais para o controle e a decisão do adolescente.

Essa mudança do comando é desejada tanto pelo adolescente como por seus pais ou responsáveis. Contudo, não é tarefa fácil e nem sempre existe acordo quanto ao rumo que o adolescente resolve dar ao — agora seu — projeto de vida.

Muitas vezes, os pais ou responsáveis não concordam com as diretrizes que o adolescente começa a traçar para a própria vida. Essa resistência dos pais é compreensível, pois até então o projeto de vida do filho era dirigido por eles. Essa transição pode ser ainda mais difícil quando o rumo que o jovem começa a tomar é muito diferente do que o que os pais tinham planejado para ele. É uma fase turbulenta, cheia de discussões, tentativas de convencimento de ambas as partes, chantagens, mentiras e, às vezes, confrontos violentos.

Para os pais, é difícil abdicar da autoridade e do comando que exerciam sobre o ente filho e, com isso, ter de tolerar atitudes e valores contrários às suas crenças. Muitos tratam o adolescente como se ele ainda fosse criança e tentam impor sua autoridade, apoiando-se sobretudo na dependência financeira, que o adolescente ainda tem. Isso abrange quase tudo: escolha profissional, atitudes dentro e fora de casa, viagens, companhias, comportamento sexual, religiões, colégios, vestimentas etc.

Essa tentativa de impor autoridade é questionada e confrontada pelo adolescente, que, cada vez mais, quer liberdade e autonomia em todos esses itens. São embates difíceis, com muita carga emocional, decepções, desrespeito de ambas as partes, chegando às vezes, lamentavelmente, a agressões físicas, castigos humilhantes ou até mesmo ao rompimento de relações.

Para o adolescente, também é um confronto deveras difícil, pois ele quer liberdade e autonomia, mas a dependência financeira e de moradia são fatores limitantes. Isso faz que ele tenha obrigatoriamente de entrar em contato com o mundo adulto, da sobrevivência e do trabalho, deixando de lado uma série de ilusões e idealizações infantis, tanto em relação aos pais como às regras da vida e do mundo adulto. Isso causa preocupações, apreensões e decepções que, dependendo da intensidade, podem influenciar suas escolhas profissionais e levá-lo a atitudes impulsivas e até mesmo inconsequentes.

Ao entrar em contato com o mundo adulto e suas regras, o adolescente é obrigado a refletir sobre como obter recursos financeiros para o próprio sustento e o de sua família, caso tenha pretensões nesse sentido. Isso implica ter uma profissão e algum tipo de trabalho que gere renda. São pensamentos novos que começam a preocupar esse jovem, e grande motivo de angústia para ele. Contudo, refletir sobre esses temas não é a primeira coisa que o adolescente faz. O que ele faz primeiro é questionar todos esses imperativos, investindo contra a estrutura em vigor e as regras estabelecidas, sobretudo as regras dentro de casa e na sua comunidade de convívio. É uma fase de rebeldia, negação e afronta, que, no fim das contas, esconde o medo e às vezes a própria insegurança quanto a como encaminhar essas questões.

Nas relações familiares, o adolescente começa um processo de afastamento que se inicia por volta dos 12 anos. Toda a intimidade que até então mantinha com os pais ou responsáveis aos poucos passa a ser dirigida aos amigos e à turma. As confidências são feitas a amigos e amigas, e muitas vezes a família nem fica sabendo.

Durante essa época (de 12 a 18 anos), o adolescente repassa todas as etapas do núcleo do eu: repassa a fase de ingeridor, com suas defesas histéricas, conversivas, fóbicas, contrafóbicas e psicopáticas; repassa a fase de defecador, com suas defesas de atuação e de ideias depressivas; e repassa a fase de urinador, com suas defesas de ideias depressivas e rituais compulsivos — até começar a se estabilizar e definir, de forma mais clara, qual é de fato sua personalidade. É uma fase na qual o adolescente tem muito pouca firmeza e bastante insegurança em relação à própria identidade. Suas ideias, condutas e comportamentos são fortemente influenciados pelo grupo de amigos e amigas. Costumo dizer que é um período em que ele adota uma "identidade de bando". Defende os argumentos e as posturas do "bando" sem uma postura crítica e com pouco distanciamento. É uma fase transitória, até começar a ter ideias, convicções e valores próprios.

Entretanto, durante a "identidade de bando", a relação com a família tende a ser bastante tumultuada. É aí que ocorrem os maiores confrontos, mentiras, desobediências, e o início do contato com drogas, sobretudo álcool e maconha. É quando as famílias ficam mais perdidas e tendem a procurar ajuda terapêutica.

Ao voltarmos à questão da liberdade, da autonomia e do desejo de realizar as próprias vontades, verificamos que esse processo ocorre desde o nascimento. O próprio desenvolvimento psicológico empurra o indivíduo para ser cada vez mais independente de seus pais e responsáveis. Mas, até a adolescência, essa liberdade e autonomia eram obtidas em um ambiente protegido pelos responsáveis e pela própria comunidade. O final da adolescência implica que essa proteção se torna responsabilidade do próprio jovem. Ele passa a responder por seus atos e posturas. Até na esfera judicial isso acontece quando se atinge a maioridade, aos 18 anos, que coincide com o final da adolescência. Nessa fase, ele já é considerado um adulto jovem e sujeito às regras do mundo adulto.

Dessa forma, podemos entender que a adolescência é uma fase de transição entre a infância e o início da vida adulta.

É durante esse período que ocorre a grande transformação pela qual o corpo da criança se torna o corpo de um adulto, com todas as mudanças psicológicas e emocionais que isso acarreta. Entre elas, a maior é o desenvolvimento da identidade sexual. Recordemos que a identidade sexual é consequência da fusão entre os modelos preexistentes (masculino e feminino) e os modelos idealizados (masculino e feminino).

Isso implica uma grande transformação no conceito de identidade desse adolescente. Esclareço que estou me referindo, neste capítulo, a pessoas binárias.

No caso de um rapaz com identidade sexual masculina, seu jeito de ser homem terá traços dos homens parentais de sua família de origem (pai, avô, tio, padrasto etc.), que são os modelos masculinos preexistentes, e traços que foram escolhidos pelos homens admirados por ele, que são sua identidade masculina idealizada. Portanto, ele é parecido com os homens da família e ao mesmo tempo tem características únicas, que foram escolhas dele.

No caso de uma moça com identidade sexual feminina, seu jeito de ser mulher terá traços das mulheres parentais (mãe, avó, tia, madrasta etc.), que são seus modelos femininos preexistentes, e traços das mulheres admiradas por ela, que são sua identidade feminina idealizada. Portanto, ela é parecida com as mulheres da família e ao mesmo tempo tem características únicas, que foram escolhas dela.

O mesmo acontece com o rapaz cuja identidade sexual feminina é originada pela fusão de seus modelos femininos preexistentes com a identidade feminina idealizada (traços de mulheres idealizadas escolhidas por ele), fazendo que suas escolhas amorosas tenham traços das mulheres da família original e traços que são escolhas exclusivas dele. E o mesmo acontece com a moça cuja identidade sexual masculina é originada pela fusão de seus modelos masculinos preexistentes com a identidade masculina idealizada (traços de homens idealizados escolhidos por ela), fazendo que suas escolhas amorosas tenham traços dos homens da família original e traços que são escolhas exclusivas dela.

Consideramos, na análise psicodramática, que o *final da adolescência* coincide com o *final da formação da identidade sexual*, quando temos um indivíduo que reúne traços de personalidade identificados com sua família de origem e traços de personalidade frutos da própria escolha.

Um dos principais fatores dessa fase é que, dentro das *figuras masculinas e femininas idealizadas*, vamos encontrar pessoas que *funcionaram como mães e pais substitutivos*; e que, mais tarde, num processo psicoterápico ou na própria vida, esse indivíduo pode integrar como substitutos da mãe ou do pai no seu conceito de identidade.

Em geral, os traços de personalidade ligados aos modelos preexistentes não são novidade, porém os traços originados da identidade idealizada e, portanto, das escolhas do próprio adolescente podem causar grandes surpresas e, não raro, verdadeiros choques emocionais na família de origem. São, muitas vezes, traços que aparecem de forma inesperada e conflitante com o histórico familiar.

Lembremos que por volta dos 18 anos de idade ocorre a segunda poda neural. A primeira foi ao redor dos 3 anos, coincidindo com o final da fase de desenvolvimento cenestésica.

Entendemos que essa segunda poda neural aponta o final de uma fase de formação do conceito de identidade. Sabemos que o conceito de identidade começa a ser formado por volta dos 3 anos de idade (início da fase psicológica) e está configurado ao redor dos 18 anos, embora continue se desenvolvendo de maneira mais lenta durante a vida toda.

A PSICOTERAPIA DO ADOLESCENTE E DE SUA FAMÍLIA

É quase impossível conduzir a psicoterapia do adolescente sem a mobilização e o comprometimento da família ou dos responsáveis — a começar pelos honorários, pois quem financia a psicoterapia são os pais ou responsáveis. Também são eles os responsáveis jurídicos pelo adolescente e os que padecem de maior angústia.

O adolescente apresenta os três tipos de angústia: a circunstancial, a existencial e a patológica. Para uma abordagem didática, vamos descrever as condutas em relação a cada tipo de angústia, embora no adolescente elas estejam todas misturadas.

O ADOLESCENTE E AS ANGÚSTIAS CIRCUNSTANCIAIS

Angústias circunstanciais por quebra de expectativas

Lembremos que uma parte do conceito de identidade é formada por valores morais adquiridos. Estes vêm da internalização da ordem imaginada, na qual estão englobados os conceitos e as convenções que regem o comportamento da humanidade em suas diversas culturas, e dos valores morais e religiosos da comunidade em que o adolescente cresceu. Esse conjunto de valores gera uma forte expectativa de comportamentos e, durante a adolescência, é questionado, desmistificado, desacreditado etc., o que leva o jovem a um estado de desilusão, perda de idealização e, muitas vezes, descrença. Esse estado de descrença, por sua vez, pode levar a um comportamento rebelde e destrutivo ou de desestímulo e apatia, em geral compensado com drogas. É fonte de angústia circunstancial, que necessita ser identificada e elaborada para que a entrada no mundo adulto seja menos turbulenta. Nesses casos, a psicoterapia ou um espaço de conversa e reflexão costumam ser de grande ajuda.

Angústias circunstanciais por confrontos familiares

Como mencionamos, nessa fase o adolescente quer uma autonomia que ainda não tem e, portanto, depende da família. Esse conflito entre os desejos, às vezes onipotentes, e a dependência concreta dos responsáveis para a realização desses desejos cria uma série de confrontos, chantagens, barganhas, mentiras etc. Às vezes tomam a forma de confrontos corriqueiros, como ficar numa balada até de madrugada, fazer viagens só com grupos de adolescentes, tomar bebida alcoólica, dormir com o(a) namorado(a) em casa, deixar de frequentar a igreja ou fumar maconha; outras vezes, surgem confrontos mais sérios, como gravidez na adolescência, aborto, roubo de dinheiro, uso do carro sem carteira de motorista e sem autorização, atos ilegais e abandono dos estudos.

Nesses casos, a psicoterapia com o adolescente costuma se mostrar improdutiva, pois a angústia é da família e não dele. O ideal são algumas sessões conjuntas com os pais ou responsáveis e o adolescente, para que, uma vez identificado o motivo do desacordo e ouvidos os argumentos de cada um dos lados, busque-se algum tipo de acordo. Nesses casos, recomendamos que o atendimento seja feito com a técnica de tribuna utilizada nas terapias de casal ou família. Sabemos que a simples imposição de autoridade por parte dos pais é inútil, trazendo muita briga e pouco resultado.

A inclusão de algumas sessões com a família, durante a psicoterapia com o adolescente, possibilita intermediar acordos que podem facilitar essa relação. Costumo dizer que é muito importante, no contato da família com o adolescente, uma mudança de paradigma, em que "fazer o que é certo" passa a ser substituído por "fazer coisas que dão certo". Dessa forma, a discussão deixa de ser sobre "como fazer" as coisas e passa a se centrar nos resultados, positivos ou negativos, das novas formas de fazer.

É característico do adolescente querer fazer as coisas de forma diversa da dos pais. É difícil para estes aceitar essas inovações, por exemplo, na forma de estudar. Acham que sabem melhor que o jovem o que é recomendável ou não, contam com o fruto da experiência de vida. Isso acarreta um mundo de atritos. Assim, a mudança de paradigma canaliza a discussão para o resultado. Se o adolescente "fez certo" e deu certo, ótimo. Se "fez certo e deu errado", péssimo. Se "fez errado" e deu certo, ótimo.

O ADOLESCENTE E AS ANGÚSTIAS EXISTENCIAIS

Lembremos que a angústia existencial está diretamente relacionada com alterações no projeto de vida do indivíduo, ou seja, o plano diretor que ele necessita para que suas atitudes e procedimentos tenham um significado e um objetivo. A angústia existencial se manifesta como a sensação de "estar perdido na vida", "ficar sem chão", "ter o tapete tirado debaixo dos pés". Nesse caso, a melhora acontece quando o indivíduo consegue reorganizar um novo projeto de vida, compatível com sua realidade atual. Porém, durante esse período de transição, o adolescente entra em contato, às vezes de maneira muito intensa, com a angústia existencial. Essa passagem do comando deve obedecer a uma negociação entre ambas as partes, de modo que a transição seja gradual.

Costumo comparar essa fase com uma viagem de uma diligência do Velho Oeste, puxada por três parelhas de cavalos e, portanto, com seis rédeas, que ficam nas mãos do cocheiro (pai ou responsável), tendo ao seu lado o adolescente. Ele deve dar um par de rédeas para o adolescente. Quando este tiver controle sobre elas, deve receber um segundo par; se mostrar algum tipo de descontrole, esse par deve ser devolvido para o cocheiro e novas tentativas precisam ser feitas. O resultado esperado, no final da viagem (final da adolescência), é que todas as rédeas estejam nas mãos do adolescente e ele possa dirigir sua vida (diligência). Se o cocheiro se negar a dar as rédeas para o adolescente, este chegará ao fim da viagem sem saber como dirigir sua vida e se tornará dependente para suas posteriores decisões. Se o cocheiro entregar todas as rédeas de uma só vez, correrá o risco de o adolescente capotar essa diligência e, por isso, tomar atitudes impulsivas e irrefletidas no que diz respeito a seus rumos e objetivos na vida.

Entendemos que essa passagem do comando é bem-sucedida quando o adolescente consegue escolher e ter uma profissão, entrar numa faculdade, aprender um ofício, obter um emprego, constituir uma família, começar a se sustentar — enfim, dar um rumo e estabelecer um objetivo para a sua vida. É uma sensação muito boa para o jovem, porque ele se sente responsável e cada vez mais no comando da própria vida; e um alívio para os pais ou responsáveis, porque esse(a) filho(a) está finalmente "encaminhado na vida", e a responsabilidade não está mais em seus ombros.

Muitas vezes, essas escolhas são difíceis para o adolescente, e ele se sente inseguro e temeroso para iniciar o processo.

Nesses casos, a ajuda dos pais deve ser a de conversar, de adulto para adulto, sobre os prós e contras de cada escolha, posicionando-se e fundamentando seus argumentos sem, no entanto, impor uma profissão ou um ofício para o(a) filho(a). É fundamental que esse debate leve em conta o fator dinheiro, as oportunidades profissionais disponíveis e a possibilidade de sustento.

Às vezes, quando o adolescente está muito indeciso sobre o caminho a tomar, uma orientação vocacional pode ser interessante. Arranjar um primeiro emprego ou estágio, se isso estiver ao alcance dos pais, também pode ser uma alavanca para o(a) filho(a). Outras vezes, uma terapia breve e focada pode ajudar. Nesse tipo de terapia, não é necessária a participação dos pais, a não ser que a escolha profissional implique a participação nos negócios da família.

É bastante negativa a postura familiar do tipo: "Não vou me meter, a escolha é dele". Sabemos que o adolescente, muitas vezes, será refratário às interferências familiares. Sabemos, também, que há maneiras e mais maneiras de essa interferência ser bem-sucedida. Uma interferência em forma de discussão franca, com argumentos coerentes e sem imposição, é bastante benéfica. Ajuda o adolescente nas suas escolhas e isenta a família de uma postura omissa.

O ADOLESCENTE E AS ANGÚSTIAS PATOLÓGICAS

Na adolescência, o psiquismo começa a ser mais exigido. A necessidade de autonomia e a alteração do projeto de vida criam um aporte de tensões internas, que durante a infância não eram tão grandes.

Esse aporte maior de exigências psicológicas pode favorecer a emergência de neuroses e até mesmo psicoses que antes não estavam em evidência. Nesses casos, o sintoma principal é o da angústia patológica, junto às características da neurose ou psicose desenvolvida. Concorre também com a emergência de neuroses ou psicoses até então acalmadas a tendência dos adolescentes de utilizar drogas alucinógenas: LSD, chá de cogumelos, *ayahuasca* (chá do Daime), psilocibina e outros. Sabemos que os alucinógenos fazem emergir os conteúdos do mundo interno, em forma simbólica ou de sensações (viagens). Quando o jovem não consegue integrar esse material no seu eu consciente, pode haver a mobilização de defesas intrapsíquicas neuróticas, esquizoides, psicóticas, dissociativas ou projetivas. Nos casos em que emergem angústias patológicas, a conduta mais adequada é encaminhar o adolescente para um processo de psicoterapia ou até mesmo para uma consulta psiquiátrica, a fim de avaliar a necessidade de medicação.

A FAMÍLIA E O ADOLESCENTE

As famílias, sobretudo os pais, muitas vezes não percebem que o(a) filho(a) cresceu e continuam a tratá-lo(a) como criança. Essa é uma das principais causas de irritação do adolescente, já que todo o seu esforço está dirigido, de maneira correta ou não, para ser reconhecido como adolescente e não mais como criança, e sua principal demanda sempre leva em conta a *necessidade de autonomia, tendo ou não condições objetivas para isso.*

Sabemos que os pais, em geral, *querem* o melhor para os filhos e acham que transmitir suas experiências a eles pode ser de grande valia. Por esse motivo, acabam ficando frustrados quando estes se recusam a acatá-las. Não percebem que o adolescente quer aprender a fazer "do seu jeito", mesmo dando algumas cabeçadas na vida. As imposições paternas e maternas de fazer as coisas "do jeito melhor" ofendem, muitas vezes, a autonomia desejada pelo adolescente.

Como mencionei, costumo dizer para os pais de adolescentes que, se ele fizer "do jeito certo" e der certo, então está certo; se ele fizer "do jeito errado" e der errado, é uma oportunidade para conversar sobre outros jeitos; e, se fizer "do jeito errado" e der certo, é porque conseguiu encontrar o jeito dele, que deve ser respeitado. Assim, focamos a atenção da família nos *resultados* e não na *forma* como foram alcançados.

Outra característica dos pais de adolescentes é acreditar na imposição de sua autoridade, sem se dar conta de que o(a) filho(a) já não está tão disposto a obedecer quanto quando era criança. Dessa forma, afirmamos que o *diálogo* e os *acordos* são muito mais desejáveis do que as *imposições*. Nessa fase, estas geram humilhação, mentiras, confrontos, pirraças, chantagens, "fazer escondido", mágoas etc.

A IDENTIDADE SEXUAL NA ADOLESCÊNCIA

A puberdade, com a secreção dos hormônios sexuais, sobretudo a testosterona nos meninos e os estrogênios nas meninas, desencadeia o surgimento da energia sexual (tesão), as modificações corporais das características sexuais secundárias e o início da adolescência.

Lembremos que a sexualidade é formada pela energia sexual e determinada pelos hormônios sexuais, ao passo que a identidade sexual é um processo psicodinâmico resultante da fusão entre os modelos masculino e feminino preexistentes e os modelos masculinos e femininos idealizados.[1]

Ao longo das últimas décadas, esse processo sofreu uma grande transformação, que repercute no comportamento sexual de nossos adolescentes.[2] Ela é consequência de uma grande transformação social e de uma modificação no processo psicodinâmico da formação da identidade sexual.

A sociedade atual está muito mais permissiva perante os comportamentos sexuais do que há 40 anos. Os grandes preconceitos em relação à homossexualidade e à transexualidade mostram-se bastante abrandados, e a liberdade sexual entre os jovens é maior.

Em termos psicodinâmicos, os modelos masculinos e femininos preexistentes, que antes eram bastante definidos como "coisas e comportamentos de homens" e "coisas e comportamentos de mulheres", também foram ficando cada vez menos indiferenciados. Frases do tipo "coisa de homem" e "coisa de mulher" foram caindo em desuso. A igualdade de direitos entre homens e mulheres está caminhando para uma equivalência, sobretudo nas sociedades ocidentais.

Essa pouca distinção entre os modelos preexistentes durante o processo de fusão com as identidades masculinas e femininas idealizadas resulta em identidades masculinas e femininas pouco diferenciadas, criando o que convencionamos chamar de *identidade sexual indiferenciada ou indefinida*.

Na medida em que nossos adolescentes apresentam uma identidade sexual indiferenciada ou indefinida, numa sociedade com maior tolerância no que se refere ao comportamento

---

1 Ver Victor R. C. S. Dias *et al.*, "A formação da identidade sexual", no livro *Vínculo conjugal na análise psicodramática* (2000).
2 Ver o Capítulo 4 do volume VII desta coleção (2020).

sexual, é cada vez mais comum que eles experimentem contato sexual tanto com parceiros do mesmo sexo quanto com parceiros do sexo oposto, até conseguirem se estabilizar num contato sexual mais estável — em outras palavras, até que saiam da identidade sexual indiferenciada para uma identidade sexual diferenciada que lhe seja mais agradável e equilibrada.

Podemos postular que, de posse de uma identidade sexual indiferenciada, os adolescentes atuais conseguem, a partir de experimentações práticas na vida, atingir uma identidade sexual mais diferenciada e estabilizada.

Não preciso enfatizar que para os pais, que tiveram uma educação mais convencional e uma identidade sexual bem mais diferenciada, essas práticas, somadas às turbulências normais da adolescência, tornam-se uma experiência aterradora.

Para os pais ou responsáveis, o comportamento do(a) filho(a) em relação à identidade sexual é um comportamento definido e definitivo, o que mobiliza grandes angústias, decepções e culpas, que os levam a se perguntar onde "erraram".

Dilemas desse tipo têm se tornado cada vez mais comuns nos consultórios de psicoterapia. Podemos dizer que enfrentamos dois problemas: um com a família e um com o adolescente.

No que tange à família, num primeiro momento, explicamos sobre a atual situação do comportamento sexual e amoroso dos adolescentes em geral e avaliamos o seu adolescente em particular. Caso ele esteja desenvolvendo um quadro de angústia patológica ou até mesmo circunstancial, devemos encaminhá-lo para a psicoterapia. Caso se trate de um adolescente que deseja redesignação de sexo (transexual), é fundamental que o terapeuta estabeleça um diálogo com os pais e realize algumas entrevistas com ele. Quando há bloqueio e rejeição de um dos modelos (identidade de gênero), masculino ou feminino, a psicoterapia com o adolescente pode ajudar a clarear a situação. Quando o que se observa é a existência de uma predisposição de gênero e não uma simples identidade de gênero, o terapeuta deve intermediar a relação do adolescente com a família no sentido de auxiliá-la a aceitar uma eventual redesignação sexual.

Lembremos que sob a denominação "transexual" podemos encontrar uma modificação tanto de *gênero* quanto de *identidade de gênero*. Nesta última, existe a rejeição de um dos modelos, o que, na análise psicodramática, entendemos como *alteração psicodinâmica* e, portanto, de caráter ambiental e social. Nesses casos, o processo psicoterápico pode eventualmente produzir algumas mudanças, dependendo da vontade do adolescente e do grau de comprometimento do modelo rejeitado. A psicoterapia é centrada na tentativa de resolver ou abrandar a intensidade da rejeição do modelo e tentar um possível resgate ou reabilitação desse modelo. A resolução dos conflitos com os modelos pode ou não repercutir na orientação sexual do cliente, dependendo da vontade dele.

Já a modificação de *gênero* aponta para uma alteração inata, possivelmente produzida por *herança epigenética*, em que o adolescente *não se identifica com o sexo biológico desde antes das incorporações dos modelos masculino e feminino preexistentes*. Nesses casos, o processo psicoterápico é conduzido no sentido de ajudá-lo a aceitar essa sensação e de trabalhar sua adaptação social e psicológica com essa modificação de identidade sexual.[3] A psicoterapia é voltada para a aceitação, tanto por parte do adolescente como da família, de uma possível modificação das características do sexo biológico.

---

3 Ver o Capítulo 4 do volume VII desta coleção (2020).

No que tange ao adolescente, no caso de uma *identidade sexual indiferenciada ou indefinida*, este acaba por se sentir angustiado com essa instabilidade sexual e afetiva perante os parceiros. É comum escutarmos nos consultórios questionamentos do tipo: "Estou ficando com meninas, mas acho que quero experimentar como é com meninos", "Fiquei com meninos, mas não sei não se prefiro meninas", "Já fiquei com meninos e meninas, mas não consigo definir com quem prefiro ficar", "Afinal, o que eu sou?", "Gosto de meninos ou de meninas?", "Será que sou bi?" etc. Esses questionamentos demonstram que existe uma angústia em relação à definição da identidade sexual e amorosa. Essa angústia se traduz na quantidade cada vez maior de formas de identificação, tais como lésbicas, gays, bissexuais, transexuais, *queer*, intersexo, pansexual, simpatizantes, assexuados e muitos outros. Nesses casos, a conduta psicoterápica que sugerimos, na análise psicodramática, é a de *acelerar a definição da identidade sexual indiferenciada*.

A base da evolução da identidade sexual é a *fusão entre os modelos preexistentes e os modelos idealizados*. Para acelerar a identidade sexual indiferenciada, devemos rever todos os principais modelos preexistentes, tanto masculinos como femininos, bem como os modelos masculinos e femininos da identidade idealizada.

Em resumo, em um adolescente, revemos seus modelos preexistentes masculinos (pai, avô, padrasto, tios, outros homens que tiveram função parental) e seus modelos preexistentes femininos (mãe, avó, madrasta, tias, outras mulheres que tiveram função maternal). Revemos também os modelos idealizados masculinos e femininos para ambos os sexos designados no nascimento.

O objetivo é discriminar melhor os modelos no mundo interno do adolescente, além de tratar possíveis conflitos com esses modelos. Essa discriminação dos modelos permitirá que esse indivíduo *estabilize sua identidade sexual, seja ela qual for.* O objetivo principal da terapia é a estabilização e aceitação da própria identidade sexual e não a imposição de uma identidade sexual predeterminada.

A forma de fazer essa revisão é:

1. listar os modelos;
2. fazer o cliente entrar no papel de cada um;
3. entrevistar o cliente em cada um dos papéis;
4. fazer esse procedimento em forma de átomo familiar e em forma de tribuna.[4]

No caso de adolescentes que rejeitam o próprio sexo biológico na forma de *identidade de gênero*, devemos conduzir a psicoterapia revisando os modelos preexistentes e os modelos idealizados, *dando atenção especial para os modelos rejeitados, tanto preexistentes como idealizados*, e trabalhar os conflitos que surjam dessa revisão de modelos.

Nos casos de adolescentes que rejeitam o próprio sexo biológico por uma questão de *gênero*, devemos confirmar e trabalhar as consequências advindas dessa decisão, tanto no âmbito familiar como no social.

---

4 Ver a descrição das técnicas no Capítulo 9 do livro *Psicopatologia e psicodinâmica na análise psicodramática*, volume VII (2020), e no Capítulo 8 deste mesmo livro, ambos de minha autoria.

2. A psicodinâmica das divisões internas

Virgínia de Araújo Silva
Victor R. C. S. Dias

A psicodinâmica é o estudo e a teorização das forças psicológicas que agem sobre o comportamento, enfatizando a interação entre motivações conscientes e inconscientes. O conceito original de psicodinâmica, como não poderia deixar de ser, foi desenvolvido por Freud ao apresentar o conceito de libido. Freud teorizou que os processos psicológicos são fluxos de psicoenergia num cérebro complexo, estabelecendo uma psicodinâmica na base da energia psicológica que denominou libido.

Todas as abordagens de orientação psicodinâmica são oriundas da psicanálise. Apresentam formas de tratamento diferentes, mas todas elas concentram-se em revelar e resolver conflitos intrapsíquicos inconscientes que estão conduzindo a sintomas psicológicos e sua relação com as fases do desenvolvimento infantil.

Na psicoterapia, podemos afirmar que a leitura psicodinâmica com base em qualquer uma das teorias de desenvolvimento e de psicopatologia que abordam o mundo interno é uma tarefa simples. O complexo passa a ser o como acessar essa psicodinâmica para desmobilizar conflitos intrapsíquicos e assim resolver os sintomas e as queixas do paciente.

Na análise psicodramática, sistematizamos o conceito de divisão interna, esclarecendo sua origem, caracterização, composição psíquica e manejo terapêutico. É por meio do trabalho das divisões internas que acessamos a psicodinâmica.

Em todos os quadros psicopatológicos (neuróticos, esquizoides, esquizofrênicos, *borderline* etc.) encontramos divisões internas com composição psíquica, conteúdos e configurações específicas. A representação da divisão interna é Eu × FMI, onde Eu representa o verdadeiro Eu do indivíduo e FMI representa a figura de mundo interno que em alguma época foi incorporada.

Toda divisão interna é formada por:

1. Modelos internalizados: são traços psicológicos de pessoas que conviveram com o indivíduo, principalmente em sua fase mais infantil, que foram absorvidos e incorporados, fazendo parte de seu conceito de identidade.

2. Conceitos morais adquiridos: são os conceitos morais e a própria ordem imaginada, os quais vão sendo absorvidos e internalizados durante a vida do indivíduo e tornam-se parte de seu conceito de identidade.

Tanto os modelos internalizados como os conceitos morais adquiridos são chamados de figuras de mundo interno (FMI) e se encontram registrados no psiquismo organizado e diferenciado (POD) do indivíduo.

3. Vivências do próprio indivíduo: são situações que ficaram marcadas e registradas como sendo parte do seu verdadeiro Eu.

4. Conceitos morais produzidos pelo próprio indivíduo: são conceitos que foram criados, desenvolvidos e até mesmo elaborados por ele. Fazem parte do seu verdadeiro Eu.

Tanto as vivências quando os conceitos do próprio indivíduo fazem parte do seu verdadeiro Eu e, portanto, do seu conceito de identidade. Podem estar tanto no POD como no material excluído depositado nas zonas de exclusão.

Em todas as configurações das divisões internas, a FMI está assentada no POD (parte consciente), no conceito de identidade; e os conteúdos do verdadeiro Eu, que se contrapõem a essas figuras, estão depositados na segunda zona de exclusão (parte pré-consciente ou mesmo inconsciente).

Essa contraposição ou conflito se manifesta de forma mental ou emocional, criando duas forças contraditórias em litígio, de acordo com a psicodinâmica da divisão interna. São pensamentos ou emoções que se contrapõem e, apesar disso, convivem no mesmo psiquismo à custa de geração de angústia patológica e, muitas vezes, de mobilização de defesas intrapsíquicas.

O conceito de divisão interna é um conceito formulado dentro da teoria da análise psicodramática. Apresentamos a seguir os diversos tipos de configuração que caracterizam as divisões internas presentes nos quadros neuróticos, como conceituados pela análise psicodramática.

Recorremos à representação gráfica de Eu × FMI para ilustrar a composição psíquica presente nas divisões internas. Como o próprio nome diz, são sempre psicodinâmicas de mundo interno, geradoras de angústia patológica e abordáveis pelo acesso ao intrapsíquico.

1. Divisões internas neuróticas
2. Divisões internas corporificadas
3. Divisões internas compactuadas
4. Divisões internas com figura internalizada prevalente (FIP)
5. Divisões internas com figura internalizada em bloco (FIB)
6. Divisões internas camufladas
7. Divisões internas emocionais
8. Divisões internas esquizoides
9. Divisões internas esquizofrênicas

1. DIVISÃO INTERNA NEURÓTICA

É a divisão interna presente nos quadros de ingeridor, defecador e urinador. Estes são sempre representações de um conflito entre o material excluído na segunda zona de exclusão (verdadeiro Eu) e as figuras de mundo interno presentes no POD.

Nessas situações, o material excluído pode ser considerado o mais saudável, pois faz parte do verdadeiro Eu do indivíduo, ao passo que as FMIs são conceitos morais adquiridos ou mesmo impostos durante sua educação.

Esses conflitos podem ser exemplificados como "quero × não posso", em que o "quero" é o material excluído do verdadeiro Eu e o "não posso" são valores morais impostos adquiridos e, portanto, uma FMI; e como "quero × não devo", "não quero × posso", "não quero × preciso" etc.

Enquanto o material excluído não é mobilizado, o conflito entre o verdadeiro Eu e o FMI permanece acalmado. Quando o material excluído começa a ser mobilizado, o conflito se estabelece e começa a gerar angústia patológica; nessas situações, podem ser ativadas as defesas intrapsíquicas correspondentes.

Uma vez identificado o conflito, devemos tentar algum tipo de acordo entre o material excluído (verdadeiro Eu) e os conceitos morais adquiridos (FMI). Esse acordo é conseguido na medida em que conscientizamos, abrandamos, flexibilizamos ou mesmo deletamos a FMI do conceito de identidade e incorporamos os conteúdos do verdadeiro Eu, antes excluído, ao conceito de identidade agora já modificado.

Figura 1 – Divisões internas neuróticas

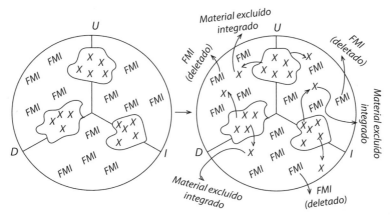

FMI → Figura de mundo interno
x → Material excluído (verdadeiro Eu)
Divisão interna → FMI x Material excluído

Caso sejam mobilizadas defesas intrapsíquicas — histéricas, conversivas, fóbicas, contrafóbicas, psicopáticas, de atuação, de ideias depressivas, de ideias obsessivas e de rituais compulsivos —, precisamos desmobilizar as defesas para podermos acessar a divisão interna e trabalhar os conflitos. As técnicas de espelho para desmobilizar essas defesas estão descritas no Capítulo 8 do volume VIII desta coleção (2021).

2. Divisão interna corporificada

Esta divisão interna ocorre quando tratamos das dinâmicas compulsivas. Lembremos que as dinâmicas compulsivas estão configuradas como interações entre o indivíduo e seu objeto de compulsão, nas quais a pessoa fica dividida entre uma censura e um ato compulsivo, conforme a figura a seguir.

Figura 2 – Divisão interna corporificada

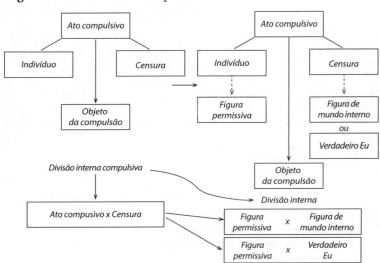

A divisão interna corporificada é: ato compulsivo × censura. Nela, o ato compulsivo está sempre ligado a uma figura de mundo interno encoberta, e a censura pode ser tanto uma FMI como o verdadeiro Eu.

O trabalho com a divisão interna corporificada consiste em uma dramatização na qual se "dá voz tanto à censura quanto ao ato compulsivo". A fala ligada ao ato compulsivo evidencia uma figura permissiva que confronta e contraria a fala da censura.

Dessa maneira, conseguimos transformar a divisão interna corporificada numa divisão interna mais convencional, que é:

- figura permissiva (FMI) × censura (FMI ou verdadeiro Eu);
- figura permissiva (FMI) × censura (verdadeiro Eu);
- figura permissiva (FMI) × censura (FMI).

A partir dessa nova configuração, passamos a tentar conseguir algum tipo de acordo entre a figura permissiva e a censura, o que acarreta o desmonte da dinâmica compulsiva.

O desmonte da divisão interna corporificada é a sua transformação em uma divisão interna neurótica com uma FMI (figura permissiva) × censura (que pode ser uma FMI ou o próprio Eu do indivíduo).

3. Divisão interna compactuada

Esta divisão interna ocorre quando os dois lados do conflito entram numa sintonia em que um deles aparentemente se anula, gerando um falso acordo e o desaparecimento da angústia patológica resultante do conflito.

Uma das situações em que a divisão interna compactuada aparece com mais frequência é a dinâmica de suicídio. Vamos utilizá-la como exemplo.

A partir de uma divisão interna comum, do tipo acusador × acusado, temos um confronto em que um lado acusa (acusador) e o outro lado se defende (acusado), levando ao surgimento de angústia patológica. Na medida em que existe um pacto no qual o acusado se anula e aceita as acusações do acusador, passamos a ter uma divisão interna do tipo assassino × vítima, e a angústia patológica desaparece. Dessa maneira, continuamos a ter uma divisão interna sem conflito e sem angústia patológica. Esse é um exemplo de divisão interna compactuada.

Para conseguir trabalhar essa divisão interna, precisamos fazer o movimento inverso e transformar essa divisão de assassino × vítima, sem angústia patológica, novamente em uma divisão de acusador × acusado, com a mobilização da angústia patológica.

Figura 3 – Divisão interna compactuada
Exemplo da dinâmica de suicídio

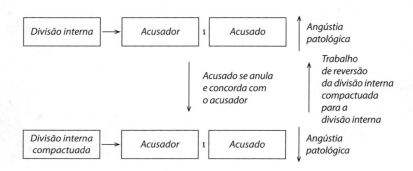

O primeiro movimento é o de fazer um desdobramento no qual se questiona o paciente (João): "Por que você quer matar o João?" Esse desdobramento é feito colocando uma almofada no chão e inquirindo o paciente sobre essa atitude dele para consigo mesmo. Dessa forma, temos presentes dois lados do João, o lado assassino e o lado vítima (representado pela almofada). Assim, temos certeza de que estamos falando com o assassino sobre suas intenções em relação à vítima. Está restabelecida a divisão interna.

No segundo movimento, usamos a técnica de interpolação de resistência, em que o terapeuta faz um questionamento severo contra o assassino e em defesa da vítima. Dessa forma,

Figura 4 – Desmonte da divisão interna compactuada
Exemplo da dinâmica de suicídio

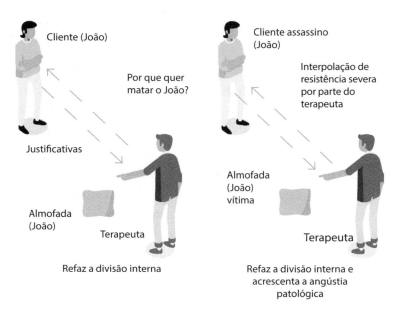

restabelecemos não só a divisão interna como também a angústia patológica.

Com esses dois movimentos, conseguimos reverter a divisão interna compactuada para uma divisão interna com a configuração normal de figura de mundo interno (FMI) e verdadeiro Eu.

Podemos encontrar três tipos de configuração:

- FMI (assassino) × verdadeiro Eu (vítima);
- verdadeiro Eu (assassino) × FMI (vítima);
- FMI (assassino) × FMI (vítima).

A partir desse ponto, conduzimos a situação como quando trabalhamos com divisões internas comuns.

4. DIVISÃO INTERNA COM FIGURA PREVALENTE (FIP)

Obedece à mesma configuração das divisões internas neuróticas: FMI × verdadeiro Eu. A grande diferença é que, nesses casos, a figura de mundo interno foi tão intensamente incorporada que ela passa a sobrepujar o verdadeiro Eu, que se torna enfraquecido e pouco atuante. Dessa forma, o comportamento do indivíduo, seus posicionamentos e sua condução da própria vida passam a ser ditados predominantemente pela figura, e não pelo verdadeiro Eu. Isso gera uma situação de duplo comando, na qual os argumentos e posicionamentos da figura são prevalentes sobre os argumentos e posicionamentos do verdadeiro Eu.

Nessa situação de duplo comando, a figura interna prevalente (FIP) fica misturada com o verdadeiro Eu, sendo às vezes difícil e demorado vislumbrar a diferença entre eles no processo da psicoterapia. Muitas vezes, a presença da FIP é tão intensa que parece que é dela o único comando da relação.

Podemos representar esse tipo de divisão interna como Figura interna prevalente (FIP) × verdadeiro Eu.

Costumamos utilizar como exemplo uma árvore na qual está assentado um parasita. A árvore representa o verdadeiro Eu do indivíduo e o parasita representa a figura de mundo interno, que foi adquirida (internalizada) durante o desenvolvimento da árvore. Só que o parasita se desenvolveu tanto que passou a dominar quase que exclusivamente toda a extensão da árvore (figura prevalente), sobrando apenas alguns galhos e folhas que identificam a árvore original (verdadeiro Eu enfraquecido).

Figura 5 – Exemplo da figura prevalente e relação ao verdadeiro Eu

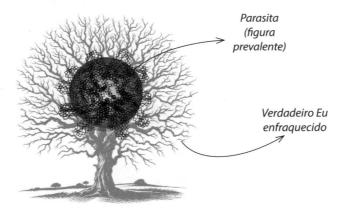

Quando estamos diante de uma divisão interna neurótica, a simples identificação da figura de mundo interno já é suficiente para iniciar seu desmonte e posterior integração no verdadeiro Eu, no conceito de identidade. No caso da divisão interna com

figura prevalente, isso não acontece, pois o verdadeiro Eu está tão enfraquecido que não tem condições de assumir o comando da vida sem a presença da figura. Necessitamos, num primeiro momento, iniciar um reforço do verdadeiro Eu para que ele possa, aos poucos, ir assumindo os espaços que a figura ocupa.
O modo de fazer isso é o seguinte:

1. Realizar a identificação da figura interna prevalente (FIP).
2. Realizar a identificação das partes do Eu que estão evidenciadas, tais como vontades, desejos, comportamentos etc.
3. Propor ao cliente que comece um processo de contrapor suas vontades e desejos aos ditames da figura.
4. Dessa forma, iniciar um processo intimista, no qual o cliente começa a desobedecer deliberadamente aos ditames da figura prevalente e, aos poucos, afirmar seus próprios desejos e convicções.

Figura 6 – Desmistura da figura prevalente

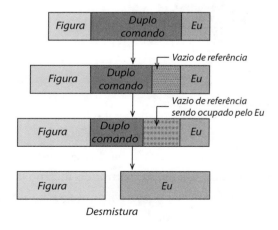

À medida que a figura prevalente vai enfraquecendo e desocupando o espaço, o vazio resultante vai sendo ocupado pelo verdadeiro Eu, que vem sendo fortalecido gradativamente.

5. Divisão interna com figura internalizada em bloco (FIB)

Lembremos que a figura internalizada em bloco (FIB) é uma figura de mundo interno. Diferentemente da figura de mundo interno (FMI), que é incorporada durante a fase psicológica do desenvolvimento — e, portanto, depois do advento do ego, a FIB é incorporada no final da fase cenestésica do desenvolvimento psicológico e antes do advento do ego. Ela é incorporada em forma de sensação e passa a se desenvolver com o psiquismo do indivíduo, causando uma divisão interna do tipo Figura internalizada em bloco (FIB) × verdadeiro Eu.

Figura 7 – Desmistura da figura internalizada em bloco (FIB)

Mesma árvore – mesma seiva

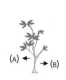 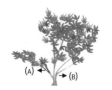 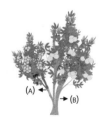

(A) Enxerto de limão (FIB)
(B) Laranjeira
 (verdadeiro Eu)

(A) Limão (FIB)
(B) Laranjeira
 (verdadeiro Eu)

(A) Limão (FIB)
(B) Laranjeira
 (verdadeiro Eu)

Laranjeira – verdadeiro Eu
Limoeiro – enxerto (FIB)
Laranja (verdadeiro Eu) × Limão (FIB) = duplo comando

Podemos comparar a FIB com um enxerto feito numa árvore. Tomemos como exemplo uma laranjeira na qual foi enxertado um limoeiro. Esse limoeiro vai se desenvolver com a laranjeira. A seiva da laranjeira vai alimentar também o enxerto. Quando ocorrer a frutificação, constataremos que a laranjeira produzirá laranjas e o galho enxertado de limoeiro produzirá limões. Essa árvore, embora produza dois frutos diferentes, "não reconhece" esse fato, pois ambos foram alimentados pela mesma seiva. "Para ela", os frutos são todos dela mesma.

Da mesma forma que no exemplo citado, o indivíduo não reconhece que essa sensação veio de fora — como foi incorporada antes do advento do ego, ele não a diferencia do seu próprio Eu. Isso significa que, embora a FIB tenha origem fora do Eu do indivíduo, ela não é reconhecida como um elemento que veio do mundo externo, o que resulta em um conceito de identidade contraditório (FMI × verdadeiro Eu) e em uma vivência de duplo comando.

O duplo comando que existe na divisão interna com a FIP é diferente do duplo comando que existe com a FIB. No duplo comando com a FIP, os argumentos utilizados são os da própria figura (parasita), que foram incorporados com ela. No duplo comando com a FIB, os argumentos utilizados são aqueles criados pelo próprio indivíduo, visto que a figura foi incorporada como sensação (enxerto) e cresceu e foi elaborada junto com o desenvolvimento do próprio indivíduo (mesma seiva).

No tratamento da divisão interna com FIB, devemos seguir os seguintes passos:

1. Identificar a contradição, que aparece como sendo o Eu contrariando o próprio Eu.

2. Identificar e nomear a parte do Eu que é a figura internalizada em bloco (FIB). Esta deve ser nomeada como "cobrador", "envenenador", "brochador", "conselheiro", "desvalorizador", "terrorista" etc., conforme a função que está desempenhando nessa contradição.
3. Depois de identificar e designar a FIB, diferenciá-la do verdadeiro Eu. Dessa forma, uma divisão interna que se apresentava como Eu × Eu passa a ser FMI × verdadeiro Eu.
4. Uma vez que tenhamos identificado a FMI, instruir o cliente a identificá-la, avaliá-la e eventualmente desobedecê-la, de modo a enfraquecer a figura e fortalecer o verdadeiro Eu.

O processo de desmistura entre a FIB e o verdadeiro Eu ocorre de forma semelhante à desmistura com a FIP.

Figura 8 – Divisão interna com figura internalizada em bloco (FIB)

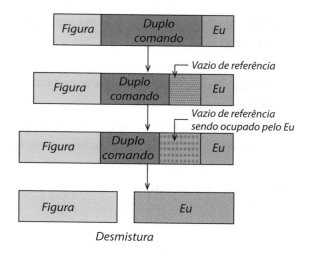

Desmistura

6. *Divisão interna camuflada*

Chamei de divisão interna camuflada aquela que ocorre entre a parte do Eu que está consciente e a parte do Eu que está manifesta, em sim ou não somático, nos casos de distúrbios funcionais.

Lembremos que nos distúrbios funcionais o modelo psicológico se manifesta por meio do papel somático. Dessa maneira, o cliente utiliza o papel somático em substituição ao papel psicológico ao se comunicar. Dois bons exemplos são o da anorexia nervosa, em que não engolir comida (não somático) está ligado a "não engolir sapos" no modelo psicológico, e o de uma falha de ereção (não somático), que manifesta uma resistência ou impedimento no modelo psicológico.[1]

Nesses casos, a divisão interna camuflada pode ser descrita como Eu consciente × Eu somatizado, na qual tanto o Eu consciente como o Eu somatizado podem ser o verdadeiro Eu ou uma figura de mundo interno (FMI).

Para trabalhar a divisão interna camuflada, precisamos antes transformá-la em uma divisão interna neurótica. Devemos acompanhar esta sequência:

1. Identificar o elemento somático envolvido — o sim somático ou o não somático.
2. Uma vez identificado o componente somático, dar voz a ele, de modo que seja identificado como um sim psicológico ou um não psicológico, seguido de toda a argumentação pertinente.

---

1 Ver o Capítulo 2 do volume III desta coleção (2010).

3. Dessa maneira, vamos conseguir transformar a divisão interna camuflada em uma divisão interna neurótica do tipo FMI × verdadeiro Eu, ou mesmo em uma divisão do tipo FMI × FMI.

Todo distúrbio funcional esconde uma divisão interna camuflada que deve ser transformada em divisão interna neurótica para então ser trabalhada.

7. Divisões internas emocionais

As divisões internas emocionais são assim chamadas porque as figuras de mundo interno (FMI) estão localizadas na área corpo e não na área mente ou área ambiente. Dessa forma, elas se manifestam pelos sentimentos e não por pensamentos ou percepções. A divisão interna emocional é uma divisão interna neurótica, mas a abordagem no processo psicoterapêutico é diferente.

As divisões internas neuróticas sempre apresentam uma configuração FMI × verdadeiro Eu ou FMI × FMI. São identificadas por um conflito de pensamentos ou de normas manifestos na esfera cognitiva, isto é, pensamento × pensamento. A divisão interna emocional também é representada pela configuração FMI × verdadeiro Eu, mas não se manifesta na esfera cognitiva, e sim na esfera emocional.

Nas divisões internas emocionais, a FMI se manifesta como sentimentos que foram incorporados em alguma época e passaram a ser sentidos como se fizessem parte do próprio Eu do indivíduo. Chamamos essa FMI de emoção adquirida. Esses sentimentos podem ser uma depressão, um medo, uma inveja, uma derrota, um desencanto com a vida, uma proibição, uma contenção etc. O que é fundamental é que são sentimentos que não estão de acordo com as condutas normais desse indivíduo. Estão presentes, são sentidos, mas não se encaixam no restante dos comportamentos desse indivíduo. Uma vez identificado isso, podemos inferir que essa pessoa *está carregando uma carga emocional que não é dela, isto é, uma emoção adquirida.*

Dessa maneira, temos uma configuração do tipo emoção adquirida × verdadeiro Eu.

Para trabalhar a divisão interna emocional, precisamos transformá-la em uma divisão interna neurótica do tipo FMI × verdadeiro Eu ou FMI × FMI. O primeiro passo é concretizar a emoção adquirida e, em seguida, dar voz a ela.

Se a emoção adquirida é uma carga depressiva, podemos concretizá-la como um peso (apoiamos nosso peso no ombro do cliente); se é uma opressão, apertamos com a mão o seu peito; se é uma contenção ou amarra, prendemos seus braços para trás; e assim por diante.

Uma vez concretizada a emoção adquirida, damos voz a ela com uma fala correspondente, utilizando os modelos apresentados pelo cliente ao desempenharmos o papel da emoção. Por exemplo: "Não adianta", "Não vai dar certo", "É melhor desistir" — falas de uma emoção adquirida do tipo depressiva (peso); "Você não pode fazer isso", "Fique quieto e não retruque", "Isso é perigoso, não vá" — falas de uma emoção adquirida do tipo opressiva (aperto no peito); "Fique quieto e não interfira", "Nem tente, porque é perigoso", "Não arrisque, que ela não é para o teu bico" — falas de uma emoção adquirida de contenção (braços presos para trás).

Uma forma didática de trabalhar com a emoção adquirida é chamá-la de "encosto". Uma vez identificada e concretizada a emoção adquirida, orientamos nossos clientes: "Cada vez que ela aparecer, trate-a como um 'encosto' e não a deixe tomar conta". Essa emoção é um "encosto" e não faz parte do Eu.

Depois de concretizarmos a emoção adquirida e identificarmos uma fala compatível com ela, passamos a ter uma divisão interna neurótica do tipo FMI × verdadeiro Eu ou mesmo FMI × FMI. O trabalho a seguir é o de uma divisão interna neurótica.

8. Divisão interna esquizoide

Lembremos que os quadros que apresentam a patologia esquizoide são resultantes de *climas afetivos inibidores adquiridos pelo feto no período intrauterino.* Dentre esses climas afetivos inibidores, os mais danosos são os de hostilidade e rejeição e os de indiferença. Esses climas *são incorporados no psiquismo do feto na forma de sensação de não ser bem-vindo, não ser acolhido e não ser aceito.*

O bebê já nasce com essa sensação. Como qualquer criança, ele terá seu desenvolvimento cenestésico e posteriormente psicológico, desenvolvendo seus modelos de ingeridor, defecador e urinador. Porém, a presença da sensação de não acolhimento e não aceitação no seu psiquismo o impede de uma entrega completa durante a formação dos modelos. É como se a criança estivesse sempre "com o pé atrás"; ela interage, mas não de maneira integral. Isso gera, mesmo durante a fase cenestésica, uma verdadeira cisão no desenvolvimento do Eu, pois enquanto um lado do Eu está interagindo, formando os modelos e delimitando as áreas, o outro lado está de fora, de sobreaviso.

Durante a fase do desenvolvimento psicológico, a sensação de não acolhimento e não aceitação vai sendo entendida como uma sensação de "não pertencer", "não ter os mesmos direitos de existir que os outros têm", "não fazer parte" etc. Essa cisão gera uma divisão interna esquizoide em que um lado do indivíduo interage com os outros e com o mundo, ao passo que outro lado, contaminado pela sensação de não pertencimento, fica distante e não se envolve. Chamamos o lado que interage de *Eu operativo* e o que não se envolve de *Eu observador*.

A divisão interna esquizoide assume a seguinte configuração, durante as interações com as pessoas, com o social e com o próprio mundo: Eu observador × Eu operativo.

A parte do Eu operativo pode apresentar traços das divisões internas neuróticas, conforme os modelos mais comprometidos, e é tratada com a configuração FMI × verdadeiro Eu.

Figura 9 – A cisão do Eu nos quadros esquizoides (FIB)

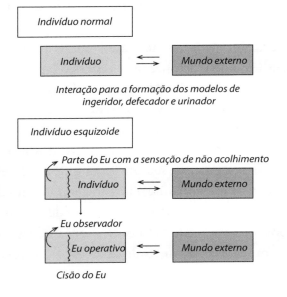

A divisão interna esquizoide passa a ser uma verdadeira cisão do Eu. Deve ser trabalhada da seguinte forma:

1. Mostrar para o cliente a presença da sensação de não pertencimento e não aceitação.
2. Oferecer uma explicação didática de que essa sensação foi adquirida na fase intrauterina, mas que esse clima foi emitido pela mãe.
3. Explicar que ele já nasceu com essa sensação e, por isso mesmo, não consegue discriminar que ela não faz parte do seu verdadeiro Eu.
4. Orientar o cliente a identificar essa sensação, avaliar se ela é compatível com a sua realidade objetiva e, na medida em que não for, passar a desobedecê-la e a desconsiderá-la.

O objetivo desse manejo terapêutico é conseguir que, durante suas interações pessoais, o cliente não sofra mais uma cisão do Eu. Em outras palavras, que o Eu observador e o Eu operativo se tornem uma coisa única e homogênea em todas as interações.

Na parte operacional, muitas vezes utilizamos técnicas de espelho desdobrado, explicadas no Capítulo 8 do volume VIII desta coleção (2021).

9. DIVISÕES INTERNAS ESQUIZOFRÊNICAS

Ainda não existe uma teoria consensual sobre a etiologia da esquizofrenia. Na análise psicodramática, adotamos a proposta da teoria do duplo vínculo como uma possível causa dos transtornos esquizofrênicos. A teoria do duplo vínculo é calcada num processo de *desconfirmação contínua numa relação de intensa dependência física e/ou psíquica em suas relações*. Nessa visão, o indivíduo *perde a noção de que os traços dos modelos internalizados tiveram origem no mundo externo*. Assim, os *traços dos modelos internalizados oriundos do mundo externo passam a se confundir com os traços do seu verdadeiro Eu. Damos a isso o nome de figura de mundo interno indiscriminada*.

Esse fato faz que o que seria uma divisão interna neurótica do tipo FMI × verdadeiro Eu se transforme numa divisão interna esquizofrênica do tipo FMI indiscriminada × verdadeiro Eu. A *indiscriminação* dos traços dos modelos externos incorporados em relação ao verdadeiro Eu gera um conceito de identidade ambivalente, em que o indivíduo *é e não é ao mesmo tempo*. Ele vive o paradoxo *de ser e não ser*, dentro de seu mundo interno.

Na evolução da divisão interna esquizofrênica, o próprio indivíduo procura, de forma delirante, equacionar e discriminar essa divisão dando nome a um dos lados, sem, contudo, ter certeza de que esses traços tiveram origem no seu mundo externo relacional. Por exemplo: Espírito Santo × verdadeiro Eu, Diabo × verdadeiro Eu, homem da CIA × verdadeiro Eu, ladrão de pensamentos × verdadeiro Eu e assim por diante. Essa tendência do indivíduo a tentar discriminar, mesmo que de forma delirante, nos informa que existe uma sensação de que esse elemento incorporado *não é o verdadeiro Eu*.

O desmonte da divisão interna esquizofrênica consiste em transformá-la numa divisão interna neurótica. Isso implica a transformação de uma FMI indiscriminada × verdadeiro Eu em uma FMI discriminada × verdadeiro Eu.

O trabalho terapêutico deve seguir os seguintes passos:

1. Fazer um clareamento da FMI indiscriminada por meio de uma denominação do tipo Espírito Santo, Diabo, homem da CIA, ladrão de pensamentos etc. Caso o indivíduo já tenha feito essa discriminação espontaneamente, utilizar a que já foi feita.

2. Usar uma almofada para concretizar essa figura e começar a detalhar suas intenções, propostas, comportamentos etc., na tentativa de discriminá-la cada vez mais. A técnica do espelho[2] é de grande valia neste trabalho, pois faz que o indivíduo ganhe distância de seu próprio discurso e, com isso, mobilize sua parte sadia e sua própria autocrítica.

3. Uma vez que se consiga transformar a FMI indiscriminada numa FMI discriminada, tentar associá-la aos traços de modelos de pessoas que fizeram parte do mundo relacional infantil ou adolescente desse indivíduo e que possam ser as possíveis origens dessas figuras. Ao conseguir isso, já teremos uma divisão do tipo neurótica, FMI × verdadeiro Eu, que deve ser trabalhada dessa forma.

---

2 Ver o Capítulo 5 do volume VIII desta coleção (2021).

3. A psicodinâmica da depressão na análise psicodramática

Victor R. C. S. Dias

O conceito de depressão na análise psicodramática é bastante diferente do conceito de depressão da psiquiatria clínica. Na análise psicodramática, entendemos *a depressão como o contato "cara a cara" do indivíduo com um material*, psicológico ou cenestésico, que estava encoberto e, por isso mesmo, evitado. Nessa abordagem, nomeamos três tipos de depressão: a depressão neurótica, a depressão de constatação da culpa e do arrependimento e a depressão de constatação da falta.

A depressão neurótica é um quadro sintomático em que não encontramos uma psicodinâmica, apenas uma quantidade muito grande de sintomas como tristeza, apatia, insônia, desânimo com a vida, sonolência excessiva, inapetência, humor deprimido, ideações suicidas, pessimismo com relação ao futuro etc. Esse tipo de depressão é o que mais se aproxima do conceito de depressão da psiquiatria clínica.

Na análise psicodramática, a depressão neurótica é encarada como o "aviso" que antecede as depressões de constatação. Entendemos todos esses sintomas que qualificam a depressão neurótica como um chamado do psiquismo para que o indivíduo entre em contato com o material que está encoberto e evitado. Dessa maneira, entendemos a depressão neurótica como um quadro transitório, que deve ser trabalhado psicodinamicamente até atingir as depressões de constatação.

Na psiquiatria clínica, esse nível de depressão sintomática já é medicado com doses médias ou altas de antidepressivos que chamamos de *medicação em moratória*, sem preocupação alguma com as causas e a psicodinâmica envolvida, muito menos com o material encoberto e evitado. Na análise psicodramática, utilizamos os antidepressivos apenas para diminuir os sintomas depressivos, sem os eliminar, a fim de que o terapeuta possa trabalhar a psicodinâmica envolvida até atingir as depressões de constatação e o material encoberto e evitado. Chamamos essa medicação de *medicação em plataforma*.[1] O resultado do trabalho psicoterapêutico da depressão neurótica é a depressão de constatação.

A depressão de constatação é aquela em que o indivíduo entra em contato com o material encoberto e evitado, após conseguir fazer esse "cara a cara" consigo mesmo.

No aprofundamento psicodinâmico da depressão neurótica, sempre encontraremos uma divisão interna, que, em sua essência, está ligada à dinâmica de FMI × verdadeiro Eu.[2] O "cara a cara" é o trabalho de desmonte das divisões internas que se encontram subjacentes à depressão neurótica.

O trabalho psicoterapêutico de desmonte das divisões internas consiste em flexibilizar ou mesmo deletar a figura de mundo interno (modelo internalizado ou conceitos adquiridos) e identificar e integrar a parte do verdadeiro Eu que

---

1. Ver esses conceitos em mais detalhes no volume VI desta coleção (2018, p. 83-88).
2. Na análise psicodramática, encontramos nove tipos de divisão interna. Estão listados no Capítulo 2 deste mesmo livro, no qual também detalho a forma de desmonte de cada um deles.

estava localizada nas zonas de exclusão psicológica (segunda zona) ou cenestésica (primeira zona).

Lembremos que o indivíduo vive influenciado ou mesmo comandado por suas figuras de mundo interno. A influência destas está presente em maior ou menor grau nas divisões internas neuróticas, corporificadas, compactuadas, camufladas, emocionais, esquizoides e esquizofrênicas.

O comando das figuras de mundo interno está presente nas divisões internas com figura prevalente (FIP) e figura internalizada em bloco (FIB). Tanto a FIP como a FIB apresentam uma característica de *duplo comando,* sendo que às vezes o comando é do verdadeiro Eu e às vezes é da figura internalizada.

A influência ou o comando (duplo comando) das figuras de mundo interno fazem que o indivíduo adote decisões, posturas, posicionamentos, pensamentos, percepções, sentimentos e intenções em sua vida que se encontram distorcidos em relação aos que seriam adotados pelo seu verdadeiro Eu.

O trabalho psicoterapêutico de flexibilizar ou mesmo deletar as figuras internalizadas é bastante dificultado pelo surgimento de mecanismos de defesa do psiquismo. Essas defesas são acionadas toda vez que se mobiliza o material excluído depositado na primeira ou na segunda zona de exclusão, que sempre faz parte do verdadeiro Eu do indivíduo.

Vale recordar que as figuras de mundo interno são incorporadas tanto na fase cenestésica (como é o caso da FIB) quanto na fase psicológica (todas as outras) do desenvolvimento psicológico do indivíduo. Dessa forma, sua influência sobre o comportamento da pessoa é muito intensa e duradoura.

Portanto, o período em que partes do verdadeiro Eu ficaram excluídas nas zonas de exclusão é tão longo quanto o período em que há influência das figuras de mundo interno.

Isso significa que o indivíduo passou muito tempo de sua vida tomando decisões e assumindo comportamentos distorcidos pela influência das figuras de mundo interno, ignorando partes do seu verdadeiro Eu.

O desmonte das divisões internas possibilita flexibilizar ou deletar as figuras de mundo interno, e o resultado disso é que as partes do verdadeiro Eu que passaram tempos e tempos nas zonas de exclusão são identificadas e incorporadas tanto no conceito de identidade como na própria identidade do indivíduo.

Isso implica uma nova visão e um novo sentimento em relação a decisões, posturas, posicionamentos, pensamentos, percepções, sentimentos e intenções na vida, assumidos no passado, sob influência das figuras de mundo interno. Essa nova visão e esse novo sentimento, livres das distorções causadas pela influência das figuras de mundo interno, são o que chamamos de depressão de constatação.

Há dois tipos de depressão de constatação, que vamos detalhar a seguir:

1. Depressão de constatação da culpa e do arrependimento.
2. Depressão de constatação da falta.

Depressão de constatação da culpa e do arrependimento

O resultado do desmonte das divisões internas ligadas à segunda zona de exclusão e, portanto, ao material psicológico resgata a parte do verdadeiro Eu que estava excluída do conceito de identidade e depositada na zona de exclusão. Na medida em que essa parte do verdadeiro Eu passa a ser reconhecida pelo indivíduo e integrada no seu conceito de identidade, ele tem uma visão nova e abrangente sobre o seu comportamento do passado, quando se encontrava sob a influência ou o comando das suas figuras de mundo interno. Essa nova visão de si mesmo e dos outros ocasiona uma reavaliação de todo o seu comportamento, o que desencadeia uma série de sentimentos e pensamentos, sendo os principais ligados à culpa e ao arrependimento. Os *sentimentos de culpa* normalmente estão associados com atitudes tomadas ou omitidas em relação aos seus entes queridos, parceiros profissionais e pessoas em geral, que, na sua nova visão, livre da influência das figuras de mundo interno, seriam diferentes agora. Já os *sentimentos de arrependimento* estão ligados a uma série de oportunidades perdidas, que não puderam ser aproveitadas por causa da influência das figuras de mundo interno na época.

Essas constatações são extremamente dolorosas, porque o indivíduo se dá conta de um conjunto, às vezes grande, de comportamentos apresentados por ele e das consequências que trouxeram para si, para os seus e para a sua própria vida. São comportamentos de difícil reparação — alguns deles, irreparáveis.

A depressão de constatação da culpa e do arrependimento, embora difícil e dolorida, é também benéfica, pois o indivíduo passa a se sentir mais inteiro e muito mais localizado diante do mundo. É trabalhada, na análise psicodramática, tentando realizar as reparações possíveis ou mesmo apenas se desculpando pelas atitudes tomadas, sempre por meio de cenas de descarga dentro da técnica de espelho. Podem e devem ser utilizados antidepressivos em dose média para auxiliar e encurtar o período deprimido.

Esse processo não se dá de forma abrupta, pois cada vez que uma parte do verdadeiro Eu é resgatada da zona de exclusão, uma parte das figuras de mundo interno é flexibilizada ou deletada de modo concomitante. Isso acarreta mudanças no conceito de identidade do indivíduo. Quando essas mudanças ocorrem de maneira mais significativa é que temos a depressão de constatação e todos os sentimentos e reformulações decorrentes da nova perspectiva.

DEPRESSÃO DE CONSTATAÇÃO DA FALTA

É decorrente do resgate de material cenestésico que forma a primeira zona de exclusão. Moreno chamou isso de catarse de integração. Lembremos que as zonas de psiquismo caótico e indiferenciado (PCI) que não foram transformadas em psiquismo organizado e diferenciado (POD) durante a fase do desenvolvimento cenestésico (da fase intrauterina até por volta dos 3 anos de idade) são tamponadas pela estruturação dos vínculos compensatórios (por exemplo, o "paninho"). Assim, as zonas de PCI ficam excluídas do POD do indivíduo. Esses vínculos compensatórios (de dependência) podem ir mudando de objeto durante a vida (tias da escola, namorados, parceiros, animais de estimação, cigarro, bebida, religião etc.).

Recordemos também que nas zonas de PCI estão registrados os climas inibidores, os núcleos de carência estrutural e a ansiedade de expectativa. Os climas inibidores são aqueles que dificultaram a transformação de PCI em POD e, portanto, o próprio desenvolvimento. Os núcleos de carência estrutural são a parte do psiquismo que deveria ter se desenvolvido mas, pela ação dos climas inibidores, não foi devidamente formada.

A ansiedade de expectativa é a ansiedade ligada à espera de que existe algo a ser completado (parte da transformação de PCI em POD).

Esses registros estão todos impressos na zona de PCI e no POD, mas no POD são reformulados e abrandados à medida que ocorre o desenvolvimento psicológico. Os que estão na zona de PCI e foram tamponados pelos vínculos compensatórios ficam congelados no tempo e são vivenciados da mesma forma que o bebê (da fase intrauterina até por volta dos 3 anos de idade) sentiu e vivenciou:

- os climas afetivos inibidores são sentidos como uma sensação de que se está sem saída, de um intenso desamparo e uma ameaça vital;
- os núcleos de carência estrutural são sentidos como uma sensação de intenso desânimo em relação à vida — é como se a vida não tivesse mais graça, tivesse ficado "cinza";
- a ansiedade de expectativa é sentida como uma urgência de que essa tarefa incompleta seja terminada logo.

O material que se encontra na primeira zona de exclusão é exatamente a forma como o bebê sentiu esses climas; e são exatamente esses climas que serão resgatados após o desmonte dos vínculos compensatórios. Esse resgate recebe o nome de *depressão de constatação da falta*.

Uma vez desmontado o mecanismo defensivo do vínculo compensatório, a zona de PCI que estava tamponada é libertada e começa a ser sentida pelo indivíduo. É uma sensação muito estranha e angustiante, porque, ao mesmo tempo que a pessoa está sentindo e em contato com o seu cotidiano, ela também está sentindo e em contato com suas sensações de quando era bebê.

Essas sensações estão sempre ligadas à falta estrutural e são sentidas como *medo, carência, desamparo e desproteção*. Os núcleos de desproteção e desamparo geram um comportamento de apatia, medo e retraimento que estão sempre presentes na depressão de constatação da falta.

Trabalhamos essa fase, na análise psicodramática, dando doses baixas de antidepressivos e neurolépticos. A principal medicação que utilizamos nessa fase são os hipnóticos, de forma que o indivíduo tenha pelo menos 6 a 7 horas de descanso mental. Na psicoterapia, a orientação é de clareamento da situação e estímulo para que, na medida em que conseguir, o indivíduo retome suas atividades habituais. As vivências são apenas de sensações, desprovidas de origem, histórico e psicodinâmica. Não se encontra um histórico, muito menos algum desencadeante no presente; são apenas sensações de vivências da época de bebê, que estão aflorando no presente. Essas vivências vão desaparecendo à medida que vão sendo integradas no conceito de identidade. São vivências de PCI que vão sendo transformadas em POD.

Após essa integração, a depressão da falta desaparece e o indivíduo se sente mais completo e sem as sensações basais de medo, insegurança e incompletude. Durante esse processo, não surgem defesas intrapsíquicas, pois estas são mobilizadas e estão ligadas ao resgate de material da segunda zona de exclusão, e a depressão da falta é ligada ao material da primeira zona de exclusão.

Lembremos ainda que a depressão de constatação da falta, na análise psicodramática, é semelhante à depressão maior ou melancolia da psiquiatria clássica.

4. O transtorno bipolar na análise psicodramática

Virgínia de Araújo Silva

A complexidade do diagnóstico, da compreensão psicodinâmica e do tratamento do transtorno bipolar é fato comprovado na clínica, a começar pela nomenclatura: a princípio denominado psicose maníaco-depressiva (PMD), foi modificado para transtorno afetivo bipolar (TAB) e, mais recentemente, no DSM-5 (2014), transtorno bipolar (TB). A literatura psiquiátrica consultada a partir dessa data alterna entre estas duas últimas nomenclaturas. Neste capítulo, uso o termo "transtorno bipolar" (TB). O principal sintoma desse tipo de transtorno é a alteração do humor, com episódios maníacos e depressivos de gravidade variável.

É consenso na literatura psiquiátrica que o transtorno bipolar apresenta forte componente biológico: depressão endógena. De acordo com Gabbard (1998), a transmissão familiar da mania e da depressão sugere que fatores genéticos e perturbações neuroquímicas podem ter papel decisivo na etiologia.

A maior preocupação relacionada ao TB é o risco de suicídio. Pesquisas sobre o tema apontam que, entre os que padecem o transtorno, a taxa de morte por suicídio é de 20 a 30 vezes maior do que na população em geral.

Estudos indicam que o início do TB tende a ocorrer por volta de 18 a 20 anos. O surgimento precoce também é associado com maior recorrência de comorbidade psiquiátrica e de suicídio. Em maiores de 50 anos, é raro; nesses casos, é necessário investigar causas somáticas, como distúrbios neurológicos.

TRANSTORNO BIPOLAR NA PSIQUIATRIA CLÍNICA

Penso que a mudança da nomenclatura ocorreu para efeito de diagnóstico psiquiátrico, ao incluir os transtornos de espectro bipolar tipo I, tipo II e ciclotímico. Sem dúvida, essa mudança oferece sustentação maior para o diagnóstico clínico ao desenvolver listagens para a verificação de sintomas — uma lista longa e detalhada auxilia o psiquiatra descritivo a classificar os pacientes de acordo com agrupamentos similares de sintomas.

O DSM-5 apresenta a seguinte lista de sintomas para auxiliar no diagnóstico psiquiátrico:

Episódio maníaco

Principais sintomas:
1. Humor eufórico excessivo, elevado, expansivo e irritável.
2. Autoestima inflada, sem crítica, grandiosidade acentuada (podendo chegar a ser delirante).

3. Labilidade afetiva: alternância entre euforia, disforia e irritabilidade.
4. Entusiasmo ilimitado.
5. Fala acelerada e contínua. Sua forma é invasiva e teatral. A intensidade e o tom da fala são mais importantes do que o próprio conteúdo.
6. Delírio de grandeza, como o de ter um relacionamento especial com pessoas famosas.
7. Pensamentos acelerados.
8. Fuga de ideias e mudanças repentinas de tema.
9. Envolvimento excessivo em atividades como compras, jogos, sexo ou investimentos financeiros insensatos.
10. Tendência a se envolver em tarefas complexas, como escrever romances, pintar quadros ou dedicar-se a invenções impraticáveis.
11. Mudanças na forma de se vestir; uso de maquiagem com apelo sexual ou mesmo extravagante.
12. Menos necessidade de sono. Pode-se dormir pouco, acordar muito cedo, sentindo-se repousado e cheio de energia, bem como ficar sem dormir durante dias e não sentir cansaço. A redução da necessidade de sono anuncia o início de um episódio maníaco.
13. Perturbação do humor suficientemente grave a ponto de causar prejuízo acentuado no funcionamento social, profissional e pessoal; ou de necessitar hospitalização para prevenir danos a si mesmo ou a outras pessoas.
14. Prejuízo funcional importante. A recuperação funcional está aquém da recuperação dos sintomas.

Episódio depressivo maior

Principais sintomas:

1. Humor deprimido: na maior parte do dia, quase todos os dias, sente-se triste, vazio, sem esperança.
2. Acentuada diminuição de interesse ou prazer.
3. Perda ou ganho significativo de peso. Redução ou aumento do apetite.
4. Insônia ou hipersonia diária.
5. Fadiga ou perda de energia.
6. Sentimentos de inutilidade ou culpa excessiva e improcedente.
7. Capacidade diminuída para pensar ou se concentrar.
8. Pensamentos recorrentes de morte. Ideação suicida recorrente, sem planos específicos.
9. Tentativa ou plano específico para cometer suicídio.

Os sintomas causam sofrimento e prejuízo social e profissional. São necessários cinco ou mais sintomas para o diagnóstico de depressão maior.

Com base nas listas de sintomas apresentadas anteriormente, é feito o diagnóstico de transtorno bipolar tipo I, tipo II ou ciclotímico, conforme critérios a seguir.

Transtorno bipolar tipo I

Para o diagnóstico do transtorno bipolar tipo I, considera-se necessário ao menos um episódio maníaco, sem exigência de episódio de depressão maior, embora possam estar presentes sintomas depressivos.

Transtorno bipolar tipo II

Para o diagnóstico do transtorno bipolar tipo II é necessário o preenchimento dos seguintes critérios:

1. Episódio hipomaníaco atual ou anterior.
2. Episódio depressivo maior atual ou anterior (um ou mais episódios).

EPISÓDIO HIPOMANÍACO

A lista de sintomas é exatamente igual à apresentada para o episódio maníaco. A diferença é que os sintomas são menos acentuados e com intensidade menor.

O episódio hipomaníaco não é suficientemente grave a ponto de causar prejuízo funcional acentuado ou necessidade de internação.

EPISÓDIOS DEPRESSIVOS MAIORES

Costumam ser frequentes e prolongados. Pessoas com TB tipo II buscam tratamento durante o episódio de depressão maior, sendo improvável que se queixem inicialmente de hipomania. Em geral, os episódios hipomaníacos não causam prejuízo a si mesmo. O prejuízo funcional é consequência dos episódios depressivos maiores.

Apresentam um padrão persistente de oscilações imprevisíveis de humor, com instabilidade nas esferas social e/ou profissional.

Apesar das diferenças importantes na duração e na gravidade entre um episódio maníaco e um hipomaníaco, o transtorno bipolar tipo II não é mais leve do que o TB tipo I. O indivíduo passa mais tempo na fase depressiva, que pode ser mais grave ou mesmo incapacitante.

Sintomas depressivos durante episódios hipomaníacos ou sintomas hipomaníacos durante um episódio depressivo são comuns no transtorno bipolar tipo II.

São características comuns a impulsividade, que contribui para as tentativas de suicídio, e o transtorno por uso de substância.

Começa com um episódio depressivo; não é reconhecido como transtorno bipolar tipo II até o surgimento de um episódio hipomaníaco.

Apesar do predomínio da depressão, ocorrido o episódio hipomaníaco, o diagnóstico é transtorno bipolar (TB) tipo II e jamais se reverte para transtorno depressivo maior.

O TB tipo II tem início ao redor dos 25 anos. É elevado o risco de suicídio, principalmente quando o indivíduo está saindo da depressão, porque tem mais capacidade de agir, mas o humor ainda está deprimido.

Transtorno ciclotímico

Característica essencial: cronicidade e oscilação do humor, envolvendo períodos de sintomas hipomaníacos e períodos de sintomas depressivos distintos entre si.

Os sintomas hipomaníacos apresentam gravidade, abrangência e duração insuficientes para preencher todos os critérios de um episódio hipomaníaco.

Os sintomas depressivos apresentam gravidade, abrangência e duração insuficientes para preencher todos os critérios de um episódio depressivo maior.

Se apresentar episódio depressivo maior, maníaco ou hipomaníaco, o diagnóstico muda para transtorno depressivo maior, transtorno bipolar tipo I ou transtorno bipolar tipo II.

Essa listagem para verificação de sintomas auxilia o psiquiatra clínico tanto no diagnóstico como na escolha da medicação. O tratamento medicamentoso suprime ou abranda os sintomas. A psiquiatria clínica não se propõe a tratar a psicodinâmica subjacente.

Psiquiatras que trabalham na abordagem denominada psiquiatria psicodinâmica se propõem a tratar a dinâmica psicológica subjacente aos sintomas. Baseiam-se em várias teorias de desenvolvimento psicológico, entre elas a teoria freudiana, a kleiniana ou a de Bowlby.

Cito o psiquiatra Gabbard (1998, p. 155-56) por considerar suas colocações interessantes. Nas suas palavras, "os impressionantes esforços de pesquisa dos neurocientistas na área dos transtornos afetivos levantam a questão sobre se de fato existe lugar para psiquiatria psicodinâmica nestas condições" — ou seja, se esses pacientes respondem à psicoterapia psicodinâmica. A resposta é um sim incondicional.

Nossa resposta afirmativa é apoiada pelos resultados de inúmeras pesquisas científicas na área. Esses achados demonstram a interconexão fundamental entre mente e cérebro:

1. Uma condição envolvendo funcionamento neuroquímico aberrante do cérebro pode ser alterada por intervenção psicoterapêutica, assim como as dimensões psicológicas da mesma condição respondem a medidas psicofarmacológicas.

2. Conflitos internos ocasionados por eventos anteriores da vida podem aumentar a carga de estresse no presente, aumentando a sensibilidade neurobiológica.

3. Apesar dos impressionantes avanços na compreensão biológica e na farmacologia para a mania e a depressão,

considera-se que a associação de psicoterapia e farmacologia ainda é a melhor opção de tratamento para os transtornos bipolares.

4. Mesmo nos casos de depressão endógena ou melancólica grave, os fatores ambientais e psicológicos podem ter papel fundamental. Estudos demonstram que os pacientes que recebiam uma associação de medicação e psicoterapia obtinham maior redução de sintomas do que aqueles que recebiam esses tratamentos isoladamente.

5. Conclusão: a combinação de medicação e psicoterapia é o tratamento mais eficaz para o transtorno bipolar. Pesquisas demonstram, ainda, que, para esses casos, as psicoterapias psicodinâmicas apresentam melhor resultado do que as terapias cognitivo-comportamentais. (Gabbard, 1998, p. 155-156).

Essas pesquisas, sem dúvida, trazem alento para o tratamento desses pacientes. Sabemos, por observação clínica, que o prognóstico não é muito favorável, devido à dificuldade de o paciente com transtorno bipolar aderir tanto ao tratamento medicamentoso quanto ao tratamento psicoterápico.

Em função da própria natureza do transtorno bipolar, nos episódios depressivos o paciente tende a não aceitar o tratamento, e nos episódios de mania tende a achar que não necessita dele.

O TRANSTORNO BIPOLAR NA ANÁLISE PSICODRAMÁTICA

Concordamos com a visão da psiquiatria clínica de que o transtorno bipolar apresenta alterações neuroquímicas, e de que fatores biológicos e genéticos de transmissão familiar têm importância decisiva na etiologia.

Com relação ao tratamento, também concordamos com a visão da psiquiatria psicodinâmica de que a associação de medicação e psicoterapia é a abordagem terapêutica indicada e mais eficiente para esses casos.

Compreendemos a hipomania e a mania como mecanismos de defesa do psiquismo para evitar o contato com os conteúdos depressivos. A *hipomania* é entendida como uma defesa de emoção reativa que pode ser mobilizada também nos quadros neuróticos. Já a *mania* é entendida como uma defesa intrapsíquica psicótica que é mobilizada nos quadros bipolares.

DEFESA HIPOMANÍACA

É descrita como uma forma atenuada da defesa maníaca ao apresentar uma alteração de humor mais branda. Além da alteração do humor, a principal diferença, no nosso entender, é com relação à patologia estrutural. A defesa hipomaníaca é mobilizada nos quadros neuróticos (ingeridor, defecador e urinador) na forma de emoção reativa. Nesses casos, o humor eufórico é considerado a emoção manifesta que encobre e substitui a emoção latente (tristeza, impotência).

Outra diferença significativa é que o paciente com defesa hipomaníaca mobilizada não perde o contato com o Eu, mas sim o evita com uma parte do Eu, ou seja, com as vivências compostas de material depressivo (material excluído). Ele não perde o controle e nem o contato com a realidade. O humor alegre e eufórico tem como função evitar conectar-se com o mundo interior e deprimir-se. Na análise psicodramática, faz parte das defesas de evitação.

Nessas situações, o indivíduo não transforma a aceleração mental em ação. A defesa hipomaníaca não causa prejuízo funcional importante.

Neste capítulo, reformulamos o conceito de defesa hipomaníaca apresentado no Capítulo 4 do volume V desta coleção (2016). Corrigimos o conceito como defesa intrapsíquica e o reafirmamos como uma defesa de evitação na forma de emoção reativa — portanto, como defesa ligada à alteração do humor na qual a emoção manifesta (alegria/euforia) encobre a emoção latente (tristeza/impotência).

Como vimos, a defesa hipomaníaca é mobilizada nos quadros neuróticos e muitas vezes pode surgir acoplada com as devidas defesas intrapsíquicas relativas ao modelo comprometido. Por exemplo: o paciente pode mobilizar uma defesa intrapsíquica de ideia depressiva (modelo de defecador) e uma defesa hipomaníaca. Ou uma defesa intrapsíquica de ideia obsessiva (modelo de urinador) e uma defesa hipomaníaca. Esse fenômeno acontece porque essas defesas apresentam funções psicológicas de natureza diferente. A função da defesa intrapsíquica é evitar a conscientização do material excluído e a função da defesa hipomaníaca é evitar o contato com o sentimento vinculado a esse material.

DEFESA MANÍACA

É compreendida como defesa intrapsíquica e considerada uma defesa psicótica, porque evita o contato com o Eu por inteiro, diferentemente da defesa hipomaníaca, que evita apenas o contato com uma parte dele (sentimento latente). A defesa maníaca é caracterizada por uma disposição eufórica (elação maníaca) desproporcional à situação real de vida.

Os pacientes com a defesa maníaca mobilizada (episódio maníaco) apresentam o humor exaltado, expansível ou irritável. Têm a autoestima inflada, ideias de grandiosidade e atitudes de onipotência. Além de humor e energia elevados, apresentam ideias criativas aceleradas e desconectadas da realidade (delirantes). Têm uma redução da necessidade de sono e apresentam agitação psicomotora. Podem apresentar também atitudes impulsivas e inconsequentes, como gastos exagerados, surtos desenfreados de compras ou investimentos financeiros insensatos, assim como intensa atividade sexual. Tendem a perder o controle e transformam as ideias criativas em ação.

Essas ações decorrentes do humor eufórico podem causar prejuízo acentuado no funcionamento social e profissional. Tendem a se envolver com ideias religiosas, políticas, filosóficas ou persecutórias que podem evoluir para ideias delirantes. Esses pacientes só se beneficiarão da psicoterapia depois de estarem controlados pela medicação.

A própria natureza da defesa maníaca exige a negação de todos os problemas psicológicos. Assim, o humor exaltado impede o indivíduo de entrar em contato com os conflitos do mundo interno. Esse paciente em franco episódio maníaco não é abordável em psicoterapia. Daí a necessidade da medicação concomitante com a psicoterapia.

Tanto os pacientes neuróticos com defesa hipomaníaca como os bipolares com defesa maníaca estão fugindo da depressão. É fato conhecido que, subjacente a essas defesas, existe sempre um conteúdo depressivo, como apresentado no capítulo anterior.

No Capítulo 3 deste livro, apresentamos a psicodinâmica da depressão na análise psicodramática, diferenciando três tipos de depressão: depressão neurótica ou sintomática, depressão de constatação da culpa e do arrependimento e depressão de constatação da falta estrutural.

Resumindo:

1. Depressão neurótica ou sintomática

Está presente em todas as patologias, inclusive no transtorno bipolar. É muito rica em sintomatologia e apresenta pouca psicodinâmica. É constituída de uma série de sintomas não vinculados a causas específicas.

2. Depressão de constatação

É a fase na qual o paciente entra em contato com o material psicológico encoberto e evitado. No aprofundamento psicodinâmico da depressão sintomática, sempre encontraremos as divisões internas do tipo figura de mundo interno (FMI) × verdadeiro Eu.

O conceito principal de todas as configurações de divisão interna é que o paciente vive influenciado e até mesmo comandado pelas suas FMI.

Diferenciamos dois tipos de depressão de constatação:

1. Depressão de constatação da culpa e do arrependimento, ligada ao material excluído da segunda zona de exclusão.
2. Depressão de constatação da falta, ligada ao material excluído da primeira zona de exclusão.

A PSICOTERAPIA DO PACIENTE COM TRANSTORNO BIPOLAR

Como vimos, a melhor indicação para o tratamento do transtorno bipolar é a psicoterapia psicodinâmica associada ao tratamento farmacológico.

Na análise psicodramática, a psicoterapia do transtorno bipolar segue o mesmo modelo da pesquisa intrapsíquica apresentado para todos os quadros psicopatológicos.

Para o aprofundamento da psicoterapia, encontramos algumas dificuldades específicas. Em relação à medicação, o paciente com transtorno bipolar tende a não aderir ao tratamento de forma correta. Nos episódios maníacos, ele sente que não precisa de tratamento; nos episódios depressivos, ele não o aceita. Em relação à psicoterapia, o principal entrave é a mobilização de mecanismos de defesa, sobretudo as defesas maníacas e hipomaníacas. O descontrole neuroquímico e a tendência a evitar o contato com os conteúdos depressivos subjacentes às defesas constituem grande dificuldade para aprofundar o processo psicoterápico.

O paciente com transtorno bipolar apresenta depressão endógena, neuroquímica, bem como uma psicodinâmica depressiva. Esses conteúdos psicológicos depressivos são de difícil acesso e muito encobertos pelos mecanismos de defesa. A medicação, ao estabilizar o paciente, torna possível o trabalho terapêutico para a desmobilização das defesas.

Utilizamos, na análise psicodramática, as técnicas do espelho que retira e do espelho lentificado. Esse manejo leva o paciente de encontro aos seus conteúdos depressivos e evitados. Dessa forma, durante a psicoterapia, o terapeuta consegue trabalhar a depressão sintomática e, portanto, acessar alguma configuração de divisão interna representada pelo FMI × verdadeiro Eu.

O conceito principal de todas as divisões internas é que o paciente vive influenciado ou mesmo comandado por suas figuras de mundo interno (duplo comando). Como consequência, seu verdadeiro Eu é enfraquecido ou mesmo anulado.

A psicoterapia evolui para a fase de depressão de constatação. O aprofundamento da psicoterapia para a resolução das divisões internas muitas vezes é bloqueado pela reativação de defesa maníaca ou hipomaníaca. São defesas potentes, que bloqueiam o acesso ao mundo interno, impedindo a continuidade do trabalho psicoterapêutico com as divisões internas. Nessas situações, a psicoterapia tende a voltar para a fase da depressão sintomática.

Esse fenômeno impossibilita a desmobilização ou flexibilização das FMI e impede ou retarda a evolução para a depressão de constatação da culpa e do arrependimento. Como consequência, também não evolui para a fase da depressão de constatação da falta.

Outro grande problema, senão o maior deles, para o tratamento do transtorno bipolar é o risco de suicídio. Conceituamos, na análise psicodramática, a dinâmica suicida como uma divisão interna do tipo acusador × acusado que evoluiu para assassino × vítima.[1] Na maioria dos casos, essa divisão interna encontra-se não mobilizada, não identificada e, portanto, não acessível para ser trabalhada na psicoterapia. Essa dinâmica é agravada pela descompensação bioquímica e pelo conteúdo da divisão interna com FMI de acusação (assassino internalizado), aumentando a ideação suicida e o risco de morte.

Orienta-se que o psiquiatra clínico e o terapeuta sempre pesquisem e deem atenção especial à incidência de casos de

---

1 Ver Victor R. C. S. Dias, *Sonhos e psicodrama interno* (1996), Capítulo 7.

suicídio na família do paciente com transtorno bipolar. A transmissão familiar precisa ser valorizada. Finalizo com um alerta e uma recomendação aos terapeutas. Fiquem atentos aos mínimos sinais dessa dinâmica acusador × acusado, presente na divisão interna, que pode rapidamente evoluir para a de assassino × vítima. Nossa experiência clínica com dinâmicas suicidas é maior com os quadros neuróticos, mas de comprovada eficácia como fator preventivo de morte por suicídio.

5. A psicoterapia de casal para casais homoafetivos

Elizabeth Grecco

Este capítulo tem como objetivo abordar questões relacionadas à psicoterapia de casais homoafetivos e as principais demandas com as quais nos deparamos durante o processo terapêutico. É claro que, ao atender casais homoafetivos, encontramos vários conflitos e necessidades semelhantes aos dos casais heteroafetivos, mas também uma gama enorme de outros problemas singulares, relacionados com suas dinâmicas específicas.

Antes de abordarmos as dinâmicas e os conflitos nas relações homoafetivas, relembremos alguns pontos importantes da terapia de casal dentro da análise psicodramática. O processo terapêutico é realizado com a presença de ambos os parceiros, e o foco da terapia será sempre o relacionamento, ou seja, o que denominamos a área compartilhada da relação — o "nós" desse casal.

Victor R. C. Dias nos traz uma definição para o casamento que considero muito importante: "Casamento é uma relação compartilhada cujo objeto de partilha é a condução da vida". O alinhamento na condução da vida conjugal é um trabalho realizado pelo casal por meio de um diálogo franco e sincero, com a construção de projetos em comum, as cumplicidades, a construção da parceria e da intimidade afetiva. A construção do "nós" do casal e a preservação da individualidade de cada parceiro constituem um exercício único. Entender esse conceito é fundamental para o terapeuta e para os casais. Muitos casais vivem juntos por anos, mas levam vidas paralelas, não compartilham a condução da vida, não constroem uma relação compartilhada, não constroem um "nós".

O objetivo da terapia de casal é esclarecer os principais motivos de tensão no vínculo conjugal e auxiliar o casal a estabelecer ou desenvolver um diálogo franco, sincero e produtivo, que permita falar sobre decepções, desencontros, mágoas, desencantos e desilusões. Assim, abre-se espaço para novos acordos e ajustes na relação, possibilitando a criação de um clima harmônico e construtivo. Quando um casal busca terapia, o terapeuta precisa avaliar o grau de comprometimento da crise e onde ela está instalada. Para isso, precisa entender como aquela relação se estruturou, a história daquele casal.

Victor R. C. Dias (2012) sistematizou uma forma de diagnosticar que permite ao terapeuta vislumbrar a estrutura dessa relação. Segundo o autor, a estrutura do casamento é a própria estrutura do vínculo conjugal, que, por sua vez, é a somatória de três vínculos: o amoroso, o compensatório e o de conveniência. O vínculo conjugal abrange o casamento como um todo e é afetado por qualquer crise que se instale.

Usando a mesma analogia que Dias utiliza, vamos imaginar que a estrutura do vínculo conjugal seja como uma tenda de circo, onde, além da lona de cobertura, temos a viga mestra e duas vigas auxiliares. A viga mestra é a que sustenta a lona de cobertura e as vigas auxiliares são as que esticam e armam a lona, configurando assim a tenda. Desse modo, o vínculo conjugal seria como a lona de cobertura e as vigas mestra e auxiliares seriam os vínculos amoroso, compensatório e de conveniência. Qualquer um desses vínculos poderá funcionar como viga mestra ou como viga auxiliar.

Um desses três vínculos deu origem à aproximação sintônica do casal, que é a viga mestra; é a "colinha" que ligou aquelas pessoas. As demais estruturas serão as vigas auxiliares, estruturadas ao longo da relação.

O diagnóstico estrutural do casamento nos esclarece sobre como aquele casal estruturou sua relação e onde a crise está instalada. Independentemente de ser uma relação hetero ou homo, esse diagnóstico precisa ser feito para auxiliar no encadeamento da terapia.

A seguir, descrevemos as características de cada vínculo.

O VÍNCULO AMOROSO

Caracteriza-se por um foco de atração entre os parceiros. É responsável pela sensação de encantamento que se instala no casal. O foco de atração pode se estabelecer por uma atração sexual e física. Também pode se estabelecer por uma atração afetiva que se caracteriza por gostar do jeito, dos gestos, das atitudes daquela pessoa, ou ainda por uma atração intelectual, que se caracteriza por gostar do jeito de pensar, de ver a vida, dos valores morais, espirituais, enfim, do modo como o outro vê o mundo e conduz a vida. O foco de atração se instala em uma dessas áreas e vai se estendendo para as outras, levando o casal a um estado de encantamento ou paixão. No vínculo amoroso, o foco de atração estará sempre na pessoa do parceiro.

"Assim que ele a viu, apaixonou-se". Recordando, ele diz a ela: "A primeira vez que te vi, você não sabe. Foi numa festa. Antes de te ver, vi teus cabelos, você virou o rosto. Você não me viu. Aí eu não vi mais ninguém". Ela, recordando para ele: "Quem é esse homem tão lindo e sorridente que vem caminhando na minha direção como se já me conhecesse? Mas ele não me conhece, eu não o conheço".[1] Um casal nessas condições tem uma sensação de completude e um forte desejo de compartilhar a vida. No estado de encantamento e paixão, aos olhos dessa mulher, esse homem é perfeito e vai suprir todas as suas lacunas afetivas, e vice-versa, como afirma Mai Ferreira Magacho (2012, p. 149). Mas, como todos sabemos, a paixão e o encantamento são como uma lente que filtra os aspectos negativos do objeto amado e cria uma ilusão. À medida que o processo de convivência inicia, vamos tirando essa lente da ilusão e inicia-se uma fase de desencanto e desilusão. Assim, ao estado de encantamento e paixão sempre se seguirá um estado de desencanto e decepção. É importante ressaltar que é normal, na evolução da relação, o casal entrar na fase de desencanto e desilusão, e muitas vezes esse clareamento precisa feito pelo terapeuta para os casais.

Como diz Dalmiro M. Bustos (1990, p. 179):

> Viver em casal supõe viver em crise. O vínculo deve suportar transformações e perdas contínuas. Os ideais se cumprem, quando se cumprem, só parcialmente. Ser como se prometeu ser supõe esforços sobre-humanos. Como acontece nas campanhas dos políticos, promete-se tudo, projetando uma imagem

---

1 Diálogo dos protagonistas do filme *Eu sei que vou te amar* (1986), dirigido e escrito por Arnaldo Jabor.

reparatória dos antecessores, e vencida a eleição há que cumprir as promessas. O pensamento desiderativo dá lugar ao cru senso de realidade.

O estado de apaixonamento pode evoluir e se transformar em amor, quando o casal consegue estabelecer um diálogo franco, respeitoso e produtivo sobre os desencantos a as decepções que surgem durante o convívio constante. Esse estado de encantamento e posterior desencanto, nesse caso, dará lugar à construção de uma relação de cumplicidade, confiança, admiração e bem-querer.

Quando o casal não consegue aceitar e olhar para suas decepções e desencantos, um sentimento de desconhecimento daquele parceiro começa a surgir; os parceiros se sentem enganados e a relação entra num ciclo de muitas cobranças e troca de hostilidades, muitas vezes criando situações insustentáveis.

Alguns negam totalmente a fase de desencanto e passam a estabelecer um diálogo dissimulado, como se tentassem manter tudo como antes, ou justificam o momento que estão atravessando com uma série de explicações, mas o fato é que o casal vai criando um distanciamento e um amortecimento das emoções, gerando um grande um abismo na comunicação e um sentimento de indiferença.

A crise no vínculo amoroso pode se caracterizar por um esfriamento na relação, por uma indiferença ou hostilidade em relação ao outro. A estratégia terapêutica, primeiramente, é explicar para o casal que a fase de desencanto e as decepções são processos normais e decorrentes do convívio conjugal e fazem parte da evolução normal da relação. Precisamos auxiliar o casal a desenvolver e estabelecer um diálogo franco e construtivo sobre as decepções e desilusões acumuladas durante o casamento, incentivando-os a construir uma comunicação clara e honesta em seu cotidiano, estabelecendo novos acordos e, quando necessário, novas negociações.

O VÍNCULO COMPENSATÓRIO

Há relacionamentos em que a viga mestra é o vínculo compensatório. Trata-se de um vínculo de dependência neurótica no qual existe uma função psicológica, que seria de responsabilidade de cada um, delegada para o outro da relação. Essa função pode ser de cuidado e proteção, avaliação, julgamento, orientação, decisão ou condução, entre outras.

Na função delegada, estabelece-se uma relação de dependência. Nesse tipo de relação, o foco de atração sintônico não está na outra pessoa nem nas possibilidades que ela oferece, mas na função psicológica que complementa. O que sustenta a relação não é o desejo de ter aquele parceiro, mas o medo de perdê-lo e, com isso, perder a ilusão de estar inteiro. O casal fica refém de uma dependência mútua. Esse vínculo cria uma ilusão de completude e unicidade. O parceiro é o seu complementar ideal; a "metade da laranja"; a "tampa da panela" — instala-se uma dependência patológica.

O que acontece, na maioria dos casais, é que com o passar do tempo essa complementariedade patológica começa a pesar para um dos parceiros e já não ser tão satisfatória como antes, e este passa a deixar de assumir a função que lhe foi delegada. Começam a surgir cobranças por parte do parceiro que quer manter o vínculo compensatório. À medida que isso não ocorre, surge um clima de hostilidade e insatisfação e se instala uma crise no relacionamento.

A estratégia, na terapia de casal, é evidenciar as funções que foram delegadas e as respectivas complementaridades de cada parceiro em relação ao outro. O rompimento ou desmonte do vínculo de dependência deve ser feito em um processo de terapia individual, e não na terapia de casal. Para o casal, é importante trabalhar para reforçar o vínculo amoroso, com o objetivo de construir uma relação mais sólida e menos patológica, a fim de que cada um assuma suas responsabilidades sem um clima de hostilidade e cobrança.

O VÍNCULO DE CONVENIÊNCIA

Quando o vínculo de conveniência é a viga mestra do relacionamento, o foco da atração sintônica está no entorno da pessoa. É conveniente estar com o outro porque isso traz solução para algo importante na vida do parceiro. Algumas vezes, essa conveniência pode ser explícita, ou seja, o casal promove o relacionamento como resultado de um acordo entre si ou entre familiares — "um casamento de fachada", por exemplo; mas em muitos casos a conveniência está encoberta, ou seja, para o casal o motivo real de estarem juntos é o parceiro, o que muitas vezes não deixa de ser verdadeiro, mas, quando vamos entender melhor o que os uniu, fica claro que o foco da atração não está na pessoa, mas nas possibilidades que aquela relação pode trazer. O sentimento desencadeado nas relações de conivência é de gratidão, que muitas vezes é confundida com amor.

A crise no vínculo de conveniência é desencadeada a partir do momento em que a conveniência de manter aquela relação não é mais importante. Normalmente, quando isso acontece, os casais se separam. Nos casos de crise ligada ao vínculo de conveniência encoberto, a crise aparece principalmente com um esvaziamento afetivo e um distanciamento físico e emocional do parceiro. A estratégia terapêutica aqui é, inicialmente, clarear a importância do vínculo de conveniência na relação do casal. Deve-se abordar a importância do sentimento de gratidão e do sentimento de encantamento e paixão inicial e explorar com o casal as possibilidades e interesses em investir no vínculo amoroso para fortalecer a relação.

Muitas vezes, a crise conjugal está ligada à conveniência em relação aos frutos do casal. À medida que o casal convive, vai se estruturando uma série de projetos comuns, resultantes da ação de ambos. Esses produtos serão maiores quanto maior for a capacidade construtiva do casal. Ou seja, vai se estruturando uma série de interesses comuns de difícil separação. Entendemos como produtos comuns do casal o patrimônio financeiro, os filhos, os gastos, as necessidades de cada parceiro, as atividades sociais e profissionais, as atividades na comunidade e até mesmo as aspirações do casal.

A característica básica dessa crise são as intermináveis discussões sobre os direitos de usufruir ou direcionar os produtos oriundos da produção conjunta do casal. A falta de um acordo consensual sobre direitos e a importância desses temas levam a uma competição entre os parceiros que vai gerando um clima de hostilidade, ressentimentos, humilhações, vinganças etc.

É importante esclarecer para o casal que o denominador comum das discussões está relacionado com os aspectos de direito e importância de cada parceiro na relação. Deve-se aclarar que, não conseguindo um acordo consensual sobre esses temas, eles entram em uma grande e infinita competição, que gera muitas consequências desastrosas para o relacionamento.

Quando trabalhamos com casais, os primeiros passos são entender a queixa, identificar em qual dos pilares a crise está localizada, olhar para a história do casal e identificar com eles qual foi o foco de atração sintônica no início da relação. Com essas informações, conseguimos identificar melhor o grau de gravidade da crise daquele casal, independentemente de ser heteroafetivo ou homoafetivo, e quais os melhores direcionamentos na terapia de casal para aquela situação específica.

CASAIS HOMOAFETIVOS

Os casais homoafetivos têm muitas das necessidades e dos conflitos que os casais heterossexuais apresentam, embora se deparem também com uma gama enorme de outros problemas, sejam estes gerados pelo preconceito ou vinculados a questões maiores vivenciadas por aqueles que fazem parte de uma minoria social. No consultório, as maiores dificuldades que observamos estão relacionadas à inexistência de modelos e parâmetros preestabelecidos do papel que cada um deverá desempenhar na relação homoafetiva.

Segundo Maria Regina Castanha França (2004, p. 163),

> um relacionamento entre homem e mulher [cisgênero], por mais que possa funcionar de maneiras diversas, pressupõe que cada um deles foi socializado e se desenvolveu de acordo com expectativas sociais e culturais sobre seu próprio gênero. Apesar da grande transformação existente no significado de ser homem e de ser mulher atualmente iniciada com o movimento feminista, bem como das incontáveis possibilidades de tipo de vínculo, grande parte dos casais heterossexuais

VICTOR R. C. S. DIAS E COLABORADORES

contemporâneos, a despeito de suas aspirações igualitárias, desempenha papéis de gênero muito próximos aos tradicionais", afirma.

Nos relacionamentos heteroafetivos, existe uma série de convenções e modelos para a condução da vida, principalmente no que diz respeito às responsabilidades do dia a dia, como a casa, a alimentação, as responsabilidades com as crianças, os cuidados com carro, quem vai investir mais na carreira, quem vai gestar o filho, quem cuida das finanças e muitas outras.[2] Já nos relacionamentos homoafetivos não encontramos muitas representações de modelos, nem na literatura, nem no cinema; vivemos ainda em uma cultura heteronormativa, com práticas e atitudes muito discriminatórias.

Existe uma abertura maior para a divisão de tarefas nas relações homoafetivas, assim como para a igualdade no relacionamento, mas a inexistência de modelos causa muitos conflitos e um longo período de adaptação. Para os casais homoafetivos, os modelos não estão consolidados, nada está estruturado e tudo precisará ser construído e definido pelo casal. Cada casal terá que construir a estrutura da sua relação, no nível social, afetivo e jurídico.

Os modelos internalizados de casamento de suas famílias de origem, na maioria das vezes, não servem como parâmetro, porque estão baseados em modelos tradicionais. Tudo precisa ser discutido para que estabeleçam como vão conduzir a vida juntos. Quem vai assumir as funções de administração do lar, quem vai engravidar (por exemplo, num casal

---

2 É válido observar que casais heteroafetivos que buscam romper com as convenções dessa divisão tradicional de papéis sociais muitas vezes também não encontram modelos a seguir, mas tais situações não são o foco deste capítulo.

de duas mulheres), como vão se relacionar com as famílias de origem, com os amigos — tudo precisa ser abordado, conversado e acordado. Tarefas simples como cuidar da casa, preparar a refeição, gestar um filho, ganhar dinheiro e manter a vida social podem se tornar um terreno de muitos conflitos e ambiguidades.

Além disso, o que vemos, e que é muito comum nos relacionamentos homoafetivos, são casais decidindo ficar juntos sem ter passado por uma fase de namoro e conhecimento mútuo. A fase de namoro é muito importante para o amadurecimento da relação. Muitas vezes, o terapeuta precisa ajudar o casal a estruturar essa relação, estimulando os parceiros a criarem um espaço para conversar sobre esse novo compromisso, sobre quanto cada um se sente investindo na relação e quais as regras desse vínculo. Todos esses aspectos precisam ser abordados e trazem muitos atritos e sofrimentos. Questões sobre monogamia, finanças, heranças, filhos, tudo precisa ser falado, acordado e, muitas vezes, legalizado.

O que observamos é que existe uma tendência, na maioria dos casais homoafetivos que buscam terapia de casal, a apresentar conflitos relacionados exatamente ao vínculo de conveniência construído durante o convívio. Como falamos anteriormente, o vínculo de conveniência vai se estruturando ao longo da relação e diz respeito a responsabilidades, acordos, projetos, divisões de tarefas e muitos outros aspectos do dia a dia.

Estamos falando do alinhamento na condução da vida a dois. Há uma diversidade muito grande de temas que podem gerar conflitos e precisam ser abordados, principalmente nos relacionamentos homoafetivos — questões ligadas a monogamia e exclusividade sexual, administração das finanças, bens e direitos de cada um em relação ao patrimônio construído pelo casal, ter ou não filhos, adoção ou inseminação e muitos outros temas que, na maioria das relações hétero, não são abordados.

Trago alguns exemplos:

Márcio e Cláudio

Márcio tem 34 anos e Cláudio, 36. Buscaram a terapia porque Márcio descobriu uma traição de Cláudio. Estão juntos há cinco anos, se conheceram por amigos em comum. Ambos vêm de cidades da Bahia. Márcio estava muito decepcionado, mas eles não queriam se separar. Conforme fomos trabalhando, cada um pôde expressar suas decepções e desilusões com a relação. Cláudio se sentiu seguro para falar sobre seu conflito entre manter a exclusividade sexual no relacionamento e o desejo de ter outras experiências. Poder dividir seu dilema, sua angústia e a culpa por achar que não estava agindo com lealdade lhe trouxe muito alívio, mas abriu uma série de discussões. Foram conversas difíceis sobre medos, inseguranças, desejos, expectativas e necessidades reais, e o espaço terapêutico os auxiliou a estruturar um diálogo honesto e aberto.

Apesar de todas as possíveis interpretações psicológicas a respeito da monogamia e da fidelidade, é interessante notar que diversos estudos têm mostrado que relações abertas de longo termo entre dois homens, quando os acordos sobre sexo extraconjugal são bem claros e explícitos (com quem, quando, onde, com que frequência, questões de cuidados e outros), geralmente funcionam tão bem quanto os vínculos monogâmicos no que concerne à estabilidade e à satisfação geral no relacionamento

(Blasband e Peplau, 1985; Blumstein e Schwartz, 1983; Kurdek, 1988 *apud* Green e Mitchell, 2002).

Uma pesquisa realizada pelo *sex shop* Miess em âmbito nacional conclui que 40% dos brasileiros estão dispostos a viver relacionamentos abertos, principalmente jovens entre 18 e 35 anos (Relacionamento aberto, 2022). Em seu livro *Novas formas de amar* (2017), Regina Navarro Lins aborda questionamentos interessantes acerca de seus estudos sobre não monogamia, vale a pena conhecer um pouco mais. Temas ligados a monogamia e relações abertas têm sido muito mais frequentes no consultório, tanto em casais heteroafetivos como em homoafetivos.

Sônia e Gisele

Sônia tem 27 anos e Gisele, 25. Chegaram ao consultório com queixas muito frequentes na maioria dos relacionamentos, mas com o transcorrer do trabalho foram surgindo dificuldades que não são comuns nas dinâmicas com casais heteroafetivos. Estão juntas há três anos, se conheceram no trabalho, ambas são da área da saúde. Gisele é de São Paulo e Sônia veio para São Paulo fazer residência. Sônia é de uma família muito culta do interior de Pernambuco. O conflito que inicialmente trouxeram para a terapia se referia à divisão de tarefas: Gisele se sentia sobrecarregada e se queixava também da falta de presença de Sônia no dia a dia da casa. Sônia falou de seu momento atual, de quanto está focada em seu desenvolvimento e crescimento profissional. A queixa de Sônia se referia a questões ligadas à administração financeira de Gisele. Conforme a terapia foi caminhando e novos acordos foram sendo construídos no que concerne à divisão de tarefas, a uma maior presença e participação de Sônia e à organização das finanças, a terapia abriu espaço para que elas olhassem para temas mais profundos, como questões relacionadas a projetos futuros, como ter filhos ou não, onde gostariam de residir e criar os filhos. O processo foi muito importante. Elas puderam olhar para suas expectativas, para as idealizações que nutriam acerca de um relacionamento. Para Gisele, essa era sua primeira experiência homoafetiva, e suas expectativas e idealizações se baseavam em suas experiências heteroafetivas e no relacionamento de seus pais. Esses eram os modelos que ela, o tempo todo, tentava trazer para a relação, e é claro que não funcionava. Sônia sempre havia tido relações homoafetivas, mas foram relações de companhia, e não um relacionamento no qual tivesse de compartilhar a vida.

Um tema que Sônia e Gisele abordaram foi: quem vai engravidar e sacrificar um pouco a vida profissional? Como será essa inseminação? Esses são apenas alguns dos tantos outros alinhamentos que precisam ser feitos e ajustados em relações homoafetivas.

Maria Regina Castanho França (2004, p. 163) traz um aspecto importante dos casais homoafetivos:

> A falta de modelos bem-sucedidos explícitos torna difícil não só para o casal compreender o conflito pelo qual está passando mas também para os terapeutas, que sofrem dessa mesma desinformação. Precisamos nos familiarizar com a dinâmica específica que existe entre duas mulheres ou entre dois homens. Duas pessoas do mesmo gênero compartilhando a vida passam por questões ligadas a ter ou não ter filhos, como cuidar dos filhos existentes, assumir ou não a relação perante as famílias de origem ou os colegas de trabalho, mudar de emprego e de cidade. Quanto mais contato e mais conhecimento

sobre casais do mesmo sexo o terapeuta tiver, mais informações poderá dividir com seus clientes sobre as dificuldades que estes vivem.

Algumas vezes, vamos precisar ajudar o casal a alinhar expectativas, como no caso a seguir:

Esther e Luiza

Esther tem 48 anos e Luiza, 55. Estão juntas há sete anos, se conheceram através de amigas. Atualmente não moram juntas, nem na mesma cidade. Já moraram por um período, mas tiveram muitos conflitos. Esther mora em São Paulo, foi casada por 19 anos, tem uma filha de 18 anos e um filho de 17. Os filhos atualmente residem com o pai em outro país. Está separada há oito anos, esta é sua primeira experiência homoafetiva. Luiza mora no interior de São Paulo, foi casada por 17 anos, não teve filhos, construiu um bom patrimônio com o ex-marido, com quem mantém até hoje uma relação muito próxima e de muita dependência por parte dele. Não se separou no papel, e o patrimônio que construíram continua sendo dos dois, atualmente administrado por ela. Luiza já teve algumas experiências homoafetivas, mas nada longo.

A busca da terapia de casal partiu principalmente de Esther. Sua queixa principal estava relacionada ao espaço que ocupa na vida de Luiza. Outro grande incômodo para ela é a proximidade e dependência do ex-marido de Luiza, além do fato de achar que elas não conseguem fazer planos para o futuro. Luiza é uma mulher muito dinâmica, envolvida em vários projetos e causas sociais. No momento, está se estruturando profissionalmente e pessoalmente; vendeu uma empresa, está começando um novo trabalho e talvez tenha de alugar um apartamento porque a filha pensa em voltar para o Brasil. Mora parte do tempo com a mãe e em alguns períodos fica com Luiza. Luiza fala de sua dificuldade de colocar suas vontades por receio de magoar Esther.

Conforme fomos trabalhando, ficou claro para elas que as expectativas de ambas eram muito diferentes. Embora existisse uma relação afetiva, um gostar verdadeiro, o que cada uma buscava na relação era diferente. Luiza não queria assumir um projeto de vida de morar junto nesse momento, não gostaria de dividir a casa com Esther e sua filha adolescente. Gostaria de ter um espaço próprio em São Paulo, onde elas poderiam se encontrar, mas considera imprescindível preservar sua individualidade. Não era o que Esther queria. O que tinham em comum era a certeza de querer continuar com a relação. O processo foi muito difícil e, em muitos momentos, a relação ficou bem complicada, mas aos poucos elas foram buscando uma maneira saudável para ambas. Acordaram que viveriam em casas separadas e falariam novamente sobre isso daqui a uns dois anos ou, se necessário, antes.

Como diz Dias (2012, p. 71), "independentemente do tipo de estruturação do vínculo conjugal, todos os casamentos apresentam uma área compartilhada (nós) e uma área individualizada (Eu)". O casal busca um equilíbrio que seja conveniente para a relação. Obviamente, em uma relação equilibrada existe uma boa área compartilhada e lugar para as individualidades.

Outra questão importante é a distinção entre relações de companhia e relações de companheiro. Para Dias (2012, p. 43), "a relação de companhia é uma relação amorosa de curta duração ou de duração intermitente em que o compromisso amoroso é se divertir e fazer companhia um ao outro". Já a relação de companheiro "é uma relação de longa duração cujo objetivo principal é compartilhar a vida, estabelecer projetos de futuro, construir família [...]", e pode "durar anos ou até a vida toda". Trazer essa diferenciação para elas possibilitou que as duas tivessem uma conversa franca sobre os desejos de cada uma e alinhassem as atuais expectativas quanto à relação.

É importante ressaltar que, em 2011, o Supremo Tribunal Federal passou a reconhecer a união estável entre casais do mesmo sexo como entidade familiar. Essa conquista deu à comunidade LGBTQIAPN+ mais energia para demandar a conversão da união estável em casamento civil. Em 2013, o Conselho Nacional de Justiça determinou, com base na jurisprudência, que cartórios não poderiam se recusar a realizar casamentos homoafetivos, mas, apesar do avanço, o casamento gay ainda não é lei no Brasil. Em 2017, foi aprovado no Senado um projeto de lei que passa a reconhecer o casamento homoafetivo no Código Civil brasileiro, mas a proposta ainda não foi a plenário para votação. O fato de ainda não ser reconhecido legalmente traz uma série de dificuldades de ordem prática e legal para os casais, como conseguir designar o companheiro como herdeiro ou beneficiário legal; ter o direito de ser considerado dependente para utilizar o plano de saúde do companheiro; ter acesso, após o falecimento de um dos parceiros, ao patrimônio que construíram etc. Parceiros do mesmo sexo não são considerados família, o que pode impedir de participar de decisões importantes na vida um do outro. Tudo isso, em algum momento, o casal precisará alinhar e acordar.

FILHOS NAS RELAÇÕES HOMOAFETIVAS

Os filhos, nas relações homoafetivas, são um tema relevante. Quando o casal decide ter filhos, tudo precisa ser combinado: se essa criança será adotada, se será gestada por um deles ou, ainda, por uma terceira pessoa com o sêmen/óvulo de um deles. Atualmente, pessoas em relacionamentos homoafetivos podem realizar tratamentos que viabilizam a concepção e a gestação de um bebê. Para isso, é importante que o casal esteja atento à regulamentação vigente sobre a reprodução humana assistida.

São diferentes situações e possibilidades que o casal precisa entender e acordar. Tudo precisa ser muito bem conversado e, muitas vezes, até orientado legalmente. Por isso, quando atendemos casais homoafetivos que têm como projeto serem pais, esses temas precisam ser abordados em algum momento do processo terapêutico.

As novas composições familiares devem ser entendidas como um reflexo das transformações sociais, que ampliam o conceito de família e suas implicações na sociedade. No consultório, às vezes nos deparamos com situações de pais homoafetivos que têm dificuldade de conversar com os filhos sobre questões relacionadas à sua origem: quem são os pais biológicos da criança ou como ela chegou até essa família, entre outras.

Todas essas informações deveriam ser compartilhadas com os filhos de acordo com sua compreensão e idade. Já ouvi situações absurdas e explicações bizarras que são dadas a essas crianças. Todo ser humano teve em sua concepção um espermatozoide e um óvulo — essa é a nossa origem biológica, independentemente de crescermos em uma família heteroafetiva ou homoafetiva. Muitas vezes, caberá ao terapeuta esclarecer

PSICOPATOLOGIA E PSICODINÂMICA NA ANÁLISE PSICODRAMÁTICA

para esses casais a importância dessas informações no desenvolvimento psicossocial e afetivo da criança.

Segundo Dias (2000, p. 81), "a formação da identidade sexual, apesar de ser uma característica da espécie, vai sofrer uma enorme influência da interação entre o indivíduo e seu meio ambiente psicológico, desde os padrões culturais e morais da comunidade onde vive até a sua relação com sua matriz de identidade constituída da família onde vive, seus modelos internalizados de homem e mulher". Isso precisa estar muito bem alinhado para não causar situações complicadas e constrangedoras para essas crianças.

Hoje, muitas escolas lidam com questões relacionadas aos novos arranjos familiares com tranquilidade e respeito. Muitas instituições já não celebram o Dia dos Pais ou o Dia das Mães, mas sim o Dia da Família ou o Dia dos Cuidadores. Assim, contemplam também as famílias homoafetivas. De qualquer forma, como vimos, é importante que a criança entenda que teve uma mãe e um pai biológicos, que não necessariamente são os que a estão criando e educando.

No que concerne ao registro da criança, as famílias homoafetivas não encontram obstáculos, pois na legislação brasileira há o reconhecimento socioafetivo, que permite a inclusão de mais de um pai ou de uma mãe à certidão de nascimento.

Há, ainda, situações que dizem respeito à incorporação dos filhos de relacionamentos heterossexuais anteriores de um dos parceiros. São questões que podem gerar muitos conflitos, tanto em casais homoafetivos como em heteroafetivos. É importante que ambos estejam alinhados e empenhados nesse processo. Caberá ao pai ou à mãe biológicos incentivar o convívio da criança com seu(sua) novo(a) parceiro(a), permitindo que este desenvolva uma relação amistosa e, aos poucos, construa confiança e intimidade afetiva — afinal, ele é o "intruso" na relação.

Finalizando, gostaria de reforçar que há pouca literatura sobre casais homoafetivos. Como terapeutas, precisamos entender as peculiaridades desses relacionamentos em seu contexto sociocultural, bem como as características dessa população, considerando a diversidade de valores sem emitir julgamentos estereotipados. As normas serão sempre definidas pelo casal, e não por padrões sociais — por exemplo, a infidelidade sexual não necessariamente significa um fracasso da relação ou do compromisso emocional dos parceiros.

Quando falamos de casais heteroafetivos, certamente também nos deparamos com situações muito específicas que precisam ser compreendidas, mas estes não foram o foco deste capítulo. Entendo que, ao trabalhar com casais homoafetivos, é importante compreendermos as peculiaridades de alguns desafios que têm impacto direto na vida desses indivíduos, tais como: a homofobia na sociedade, dificuldades com as famílias de origem, a necessidade de desenvolver uma rede social de apoio, os direitos legais e várias outras questões que abrangem essa população.

6. A conduta medicamentosa em crianças e adolescentes jovens

Celso Azevedo Augusto
Katia Pareja

A observação clínica e o embasamento na abordagem da análise psicodramática de Victor Dias vêm trazendo a possibilidade e a necessidade de compreender e sistematizar o trabalho com crianças e adolescentes jovens (entre 3 e 15 anos) que necessitam do processo psicoterápico associado à introdução de medicação psiquiátrica.

O processo psicoterápico infantil é estruturado e desenvolvido com base no entendimento dos papéis familiares e na inter-relação desses papéis com a criança que será tratada. Ao coletarmos os dados na fase inicial do processo e compreendermos a dinâmica familiar, passa a ser possível identificar as angústias que estão mobilizadas na criança (existencial, circunstancial e/ou patológica), de que modo essas angústias estão sendo descarregadas e como essa via de descarga pode estar interferindo no funcionamento saudável da criança e da família.

Quando se trata de adolescentes jovens, embora nessa etapa da vida a inter-relação dos papéis familiares tenha menos impacto no processo de formação da identidade, a resolução da adolescência passa também pela fusão dos modelos preexistentes com os modelos idealizados, a formação da identidade sexual e a consequente reformulação do conceito de identidade. Esse processo também pode mobilizar muita angústia e tensão, tanto no indivíduo quanto na família.

Crianças e adolescentes jovens são comumente encaminhados para a psicoterapia por apresentarem sintomas ou modificações relevantes no comportamento, sendo essa a queixa inicial da escola, da família e, por vezes, do próprio indivíduo.

A intensidade dos sintomas ou dos comportamentos atípicos acaba por gerar forte desorganização no núcleo familiar e nas relações sociais desses indivíduos. Muitas vezes, as famílias não recebem o devido suporte e orientação sobre a origem e o tratamento desses sintomas e comportamentos.

Por meio da compreensão psicodinâmica e utilizando critérios específicos, a medicação psiquiátrica passa a ser um ponto de apoio fundamental para promover alívio ao indivíduo e à família e acelerar o processo psicoterápico.

As manifestações da angústia nos comportamentos e nos sintomas na clínica com crianças e adolescentes jovens

Como já apresentado no Capítulo 10 do volume VII desta coleção (2020), as angústias infantis podem ter origens bastante similares às dos adultos. O que muda de forma mais significativa é a via de descarga; a criança e o adolescente jovem passam a manifestar um conjunto de sintomas e comportamentos atípicos na tentativa de descarregar a angústia ou impedir a internalização do conflito.

Apatia, crises intensas de raiva, insônia, medos exacerbados e sem relação com mundo externo, agitação corporal excessiva, evitação sistemática de uma ação ou situação e agressividade são alguns dos comportamentos que observamos na prática clínica e que são norteadores para a pesquisa intrapsíquica e para o entendimento da dinâmica familiar.

Somatizações e distúrbio funcional também sinalizam que a criança e o adolescente estão lidando com forte tensão gerada pela instalação do conflito ou pela iminência de internalização deste.

Essas manifestações via comportamentos atípicos e/ou sintomas surgem quando há forte carga tensional no mundo interno sem que o indivíduo tenha autocontinência nem recursos psíquicos suficientes e disponíveis para elaborar e resolver os conflitos de mundo externo e de mundo interno, associada a pouca ou nenhuma capacidade da família de dar continência, acolher e proteger a criança.

Especificamente para a criança, a incapacidade de autocontinência e a falta de recursos psíquicos para fazer frente a essas cargas tensionais se devem ao próprio processo de desenvolvimento neural e emocional em que ela se encontra. Isso porque, dos 3 aos 6 anos, a criança está apenas iniciando a fase psicológica, e predominam nessa etapa os processos intuitivos. Somente por volta dos 6 anos, com a rede neural psicológica se desenvolvendo, os processos dedutivos ganham predominância.

Durante essa etapa do desenvolvimento neuropsicológico, a criança dispõe de poucos recursos para se apoiar no processo dedutivo em relação ao seu comportamento e sentimentos e em relação aos comportamentos e climas daqueles com quem se relaciona. Com isso, as fortes cargas tensionais sentidas pela criança não encontram vias psicológicas eficientes para fazer a descarga ou resolver os conflitos relacionais. A via disponível é a psicossomática ou o comportamento atípico.

Quando observamos os adolescentes jovens, embora a rede neural psicológica já esteja estruturada e o indivíduo possa se apoiar em seus processos dedutivos, a fase do início da adolescência, ao redor de 11-12 anos, é uma etapa de forte mobilização de angústia.

O adolescente jovem tem poucas certezas sobre si e sobre as relações e muitas inseguranças sobre sua identidade. A transição do projeto de vida também obriga o adolescente a refletir sobre seus critérios para conduzir a própria vida e tomar contato com o mundo adulto e as regras da vida. Isso tudo gera muitas preocupações, incertezas, inseguranças, decepções e frustrações e, consequentemente, muita angústia. Nessa etapa, as relações familiares também ficam muito tensionadas e os conflitos intrafamiliares são capazes de gerar muita desorganização emocional.

CRITÉRIOS UTILIZADOS PARA A INTRODUÇÃO DE MEDICAÇÃO

Os critérios utilizados para a introdução de medicação são:

- avaliação da origem da angústia;
- mecanismo de descarga instalado;
- intensidade dos sintomas e/ou comportamentos atípicos;
- grau de desorganização familiar associada ao adoecimento emocional da criança e/ou do jovem adolescente.

PSICOPATOLOGIA E PSICODINÂMICA NA ANÁLISE PSICODRAMÁTICA

Esses critérios norteiam a escolha e indicação para associar a medicação psiquiátrica à psicoterapia.

O objetivo maior que se busca ao introduzir a medicação é agilizar a possibilidade de retorno ao processo de desenvolvimento emocional, acelerar esse amadurecimento na terapia e apoiar a família na reorganização dos papéis. Isso porque, sem oferecer a possibilidade de desaquecimento do mundo interno, seja aliviando um pouco a angústia, seja ajudando na diminuição da desorganização emocional, o indivíduo fica submerso nos mecanismos de descarga, sem conseguir utilizar rotas mais eficientes e amadurecidas para curar a angústia.

Entretanto, o tratamento de crianças e adolescentes jovens com medicação psiquiátrica acaba por trazer muitas inseguranças e dúvidas aos pais. A abordagem da psiquiatria clínica não facilita o entendimento, e o recorte baseado em diagnósticos psiquiátricos causa muitas preocupações na família.

Ao observar os manuais diagnósticos (CID-11 e DSM-5), percebemos que o universo da psiquiatria clínica é muito extenso e diversificado, abrangendo os transtornos mentais, os transtornos de conduta e os transtornos de personalidade. Essas classificações são baseadas no estudo somático e orgânico, que, como o próprio nome diz, é calcado no conjunto de sintomas causados pelo transtorno e nas possíveis causas orgânicas a ele associadas.

No que se refere à infância e à adolescência propriamente ditas, englobam os seguintes capítulos: retardo mental, transtornos do desenvolvimento da coordenação, transtornos invasivos do desenvolvimento, transtornos do déficit de atenção, transtornos de comportamento disruptivo, transtornos de alimentação, transtornos de tique, transtornos da comunicação, transtornos da excreção e outros transtornos da infância ou adolescência (transtorno de ansiedade de separação, mutismo seletivo, transtornos de apego reativo na infância, transtornos de movimento estereotipado e transtornos da infância ou adolescência SOE, transtornos do humor e suicídio, esquizofrenia com início na infância) (OMS, 2022).

Essa abordagem da psiquiatria clínica desconsidera a psicodinâmica e contribui para que a família muitas vezes não se sinta segura em aderir à indicação de medicação psiquiátrica.

O acolhimento e o esclarecimento sobre a origem psicológica dos sintomas e sobre os benefícios para o indivíduo e para aqueles com quem ele se relaciona tendem a tranquilizar os pais e levá-los a concordar com o uso da medicação.

Identificar e compreender a angústia que está mobilizada e representada através de sintomas ou comportamentos atípicos é fundamental para direcionar a conduta com a família e o manejo no processo psicoterápico.

A ORIGEM DAS ANGÚSTIAS E SUAS MANIFESTAÇÕES EM CRIANÇAS E ADOLESCENTES JOVENS

No volume VII de *Psicopatologia e psicodinâmica na análise psicodramática* (2020), de Victor Dias e colaboradores, Milene Simabuko descreve as angústias mobilizadas em crianças, suas vias de descarga e as representações de cada angústia no comportamento infantil e do adolescente jovem.

Esse entendimento é a base primordial para definir a estratégia psicoterápica e o trabalho de reestruturação da dinâmica familiar, e, muitas vezes, para avaliar a necessidade de suporte medicamentoso como ponto de apoio para a psicoterapia.

ANGÚSTIA EXISTENCIAL

Assim como no adulto, a angústia existencial do jovem está diretamente ligada ao projeto de vida. O que difere, na criança e no adolescente, é que nessa etapa o projeto de vida ainda não é definido e executado pelo indivíduo. Os pais ou responsáveis detêm a condução do projeto de vida dos filhos, o qual está fortemente influenciado por fatores como status social, econômico e intelectual da família, tradições e expectativas dos pais em relação à criança. Somente na adolescência esse projeto passa a ser, aos poucos, formulado e assimilado pelo próprio indivíduo.

Durante a infância, o projeto de vida precisa ser recebido pela criança; na adolescência, o indivíduo precisar dar sequência a ele ou ter a capacidade de formular seu próprio projeto de vida. Tanto em um caso como no outro, esses são processos que podem gerar muita desorganização emocional.

A definição de qual projeto de vida será definido não é a questão em si. O importante é que seja coerente. A ausência de coerência do plano diretor da família é um fator de geração de angústia existencial na criança e no adolescente. A falta de coerência, segurança e concordância na estruturação do projeto de vida familiar pode fazer que a criança vivencie os desafios e situações de vida carregados de climas e emoções que impactam na organização do psiquismo e na formação da identidade.

Casais que passam pelo processo de separação, em que a ruptura do vínculo conjugal se deu, em grande medida, por desacordos intransponíveis, muitas vezes trazem à tona as incoerências e as instabilidades na condução da vida. Tais incoerências podem ser tão fortes que acabam por compor

VICTOR R. C. S. DIAS E COLABORADORES

referências autoexcludentes na criança e desorganizar o curso do amadurecimento, interferindo nos processos do sentir e do perceber.

Um caso em que essa dinâmica ficou evidente foi com C. E., 6 anos, após o divórcio dos pais e a definição de guarda compartilhada, em que ele e o irmão se dividiam entre o convívio do pai e da mãe em dias alternados. A discordância dos pais sobre qual seria a melhor conduta na educação dos filhos, as fortes incoerências entre o que o pai e a mãe apresentavam como verdades e a constante desconfirmação mútua das referências de conduta e de realidade fizeram que C. E. perdesse contato com suas próprias referências internas e passasse a descarregar a angústia que surgia de emoções conflitantes em comportamentos perversos, agressivos e hostis. Agredia física e verbalmente o irmão, confrontava professores e colegas e provocava irritação e raiva em todos que tentavam se vincular a ele. Essa via de descarga favorecia que C. E. se "desconectasse" de sua percepção e emoção. No entanto, ele se mostrava retido no processo de amadurecimento e enfrentava grandes dificuldades sociais.

Nesses casos, a introdução da medicação seria a de neurolépticos/antipsicóticos com o objetivo de reduzir a irritação e a raiva, auxiliando na introspecção e favorecendo o contato com seus verdadeiros sentimentos de impotência e frustração, em vez de descarregar projetivamente em quem tentava se vincular a ele e apoiá-lo.

ANGÚSTIA CIRCUNSTANCIAL

A angústia circunstancial, na perspectiva da análise psicodramática, pode ser mobilizada quando há uma ameaça real da integridade física e/ou psíquica ou quando há uma quebra de expectativa de comportamento.

A ameaça real ocorre quando as relações familiares são pautadas em exigências excessivas, imposições, frustrações constantes, permissividade e opressão.

A quebra de expectativa de comportamento está relacionada com vivências em que a criança capta forte clima de mentira, incoerência e contradições. Essas vivências podem desencadear muito estresse e angústia no indivíduo e provocar sensações de grande desorganização emocional. A percepção e a intuição da criança são sistematicamente desqualificadas e desconfirmadas.

Como se trata de um tipo de angústia de mundo externo, a melhor indicação medicamentosa seria o uso de antidepressivos, uma vez que, como veremos adiante, essa classe medicamentosa permite ao indivíduo reconectar-se com o mundo externo, no sentido de promover a realização das vontades e permitir o fortalecimento e o reconhecimento do verdadeiro Eu no processo de readequação ao meio em que está inserido.

ANGÚSTIA PATOLÓGICA

Os climas inibidores transmitidos e captados pela criança durante a fase cenestésica são fatores geradores de angústia patológica. Climas de abandono, indiferença, rejeição, hostilidade, ansiedade, medo etc. são absorvidos e impendem a organização e a diferenciação de parte do psiquismo.

A teoria da programação cenestésica de Victor Dias compreende que a permanência de zonas de psiquismos caótico e indiferenciado (PCI) no psiquismo organizado e diferenciado (POD) é responsável por mobilizar angústia patológica, sensação de perda parcial de identidade e sensação basal de incompletude, insegurança e medo (Dias, 1987).

A criança desenvolve angústia patológica originada por conflitos de mundo interno e, principalmente, captando angústia patológica dos pais. Por não ter um mecanismo psicológico eficiente para fazer a descarga dessa angústia, ela muitas vezes desenvolve sintomas ou comportamentos atípicos.

O adolescente jovem pode mobilizar angústia patológica ao se aprofundar no processo de estruturação do conceito de identidade, influenciado pela formação da identidade sexual. É um momento de fusão dos modelos masculinos e femininos preexistentes e idealizados, em que o indivíduo passa a fazer acréscimos e contribuições ao seu conceito de identidade. Esse processo possibilita que ele tenha características próprias e únicas que não foram transmitidas pela família nem pelos modelos preexistentes (Beni, 2012).

Nessa etapa, os conflitos de mundo interno podem ter uma grande dimensão e, com isso, a angústia patológica pode ser mobilizada e desencadear quadros fóbicos, depressivos, de dependência de drogas, distúrbios alimentares etc.

Um exemplo é o caso de uma criança de 5 anos que apresentava um incômodo insuportável de vestir roupas e sapatos. O simples ato de calçar uma meia a colocava em desespero. A intensidade da reação da criança diante do ato que mobiliza a angústia (vestir determinada peça de roupa) era tão grande que os pais ficavam impotentes ou escolhiam táticas pouco eficientes para contê-la ou acalmá-la. Toda a família ficava em "estado de alerta" constante, e a própria criança permanecia num estado tensional, incapaz de ser descarregado pela via psicológica. Nessas situações, faz-se necessário o uso de neuroléptico/antipsicótico associado com antidepressivo, visando o reequilíbrio entre as forças egoicas e as defesas intrapsíquicas mobilizadas pelo material depositado na segunda zona de exclusão, que, nessa faixa etária, se sobrepõe às FMI (figuras de mundo interno) com as figuras de mundo externo, as quais ainda fazem parte do mundo relacional da criança e do jovem adolescente.

Eventualmente, a depender da intensidade e do descontrole dos impulsos agressivos, pode-se associar uma dose baixa de anticonvulsivantes, temporariamente.

O PAPEL DA MEDICAÇÃO COMO SUPORTE PSICOTERÁPICO

Tanto na criança quanto no adolescente, a mobilização dessas angústias pode desencadear sintomas e comportamentos que, além de desorganizar o curso do desenvolvimento emocional, acabam por sobrecarregar as relações familiares e sociais. Quando isso acontece, a solução ideal é utilizar a medicação como alívio imediato da angústia, sem uma supervalorização do remédio, e proceder com o processo psicoterápico para a identificação, o tratamento e o desmonte dos conflitos geradores dos sintomas. Por meio dessa abordagem, não utilizaremos os diagnósticos sindrômicos sintomáticos, e sim os psicodinâmicos.

O diagnóstico psicodinâmico inclui os sintomas dentro de um quadro de significados e referências no desenvolvimento psicológico do indivíduo. Cabe ao psiquiatra psicodinâmico estabelecer a ligação entre os sintomas apresentados pelo cliente e a psicodinâmica que ele apresenta. Isso é chamado de processo de ancoragem.

Segundo esse enfoque, a medicação psiquiátrica deve ser administrada de modo que os sintomas sejam aliviados, mas não desapareçam totalmente, pois o verdadeiro objetivo do tratamento é resolver o conflito intrapsíquico que deu origem a eles. Portanto, a medicação deve ser encarada como um procedimento auxiliar, e não curativo (Dias, 2012).

Consideramos curativa a eliminação da causa psicológica desencadeante do transtorno através da psicoterapia. Nesse sentido, propomos medicar crianças e adolescentes de acordo com a proposta teórica de Dias, como psiquiatra psicodinâmico/terapeuta.

Utilizamos da ancoragem entre os sintomas apresentados e o diagnóstico psicodinâmico das possíveis causas geradoras dos sintomas, levando em conta o diagnóstico de personalidade e a patologia psicodinâmica apresentada pelo cliente.

O psiquiatra psicodinâmico/terapeuta faz a entrevista clínica convencional e esclarece ao cliente e à sua família que existem causas psicológicas geradoras desses sintomas. As dosagens das medicações podem ser um pouco inferiores às recomendadas para os quadros psiquiátricos clássicos, a fim de não suprimir totalmente os sintomas ligados aos seus conflitos, porém trazendo alívio e bem-estar.

O abrandamento dos sintomas mantém a porta de acesso para os conflitos de mundo interno causadores dos sintomas. Na medida em que os sintomas são eliminados, o acesso ao conflito causador também fica comprometido. Portanto, o psiquiatra psicodinâmico/terapeuta administra as medicações com o objetivo de abrandar os sintomas/angústia concomitantemente ao processo de ancoragem, por meio do qual se mostra que esses sintomas e angústia são resultados de causas psíquicas e não orgânicas.

Uma vez que essas estratégias medicamentosas favorecem a redução dos fatores que dificultam o desenvolvimento, possibilitam uma melhor estruturação psicológica através do trabalho da psicoterapia, considerando que será durante o processo psicoterápico que o indivíduo poderá experienciar, desenvolver e reforçar respostas mais adequadas e satisfatórias tanto para ele como para o meio em que está inserido.

O TRABALHO COM AS FAMÍLIAS DIANTE DO USO DE MEDICAÇÃO NO TRATAMENTO PSICOTERÁPICO

Um dos principais impedimentos ao uso de medicação no decorrer do processo psicoterápico é a não aceitação por parte da família. Essa resistência tem certa procedência, uma vez que a medicação psiquiátrica está comumente associada a um diagnóstico. Quase sempre, os pais, por falta de orientação, ficam muito inseguros em iniciar o uso desse tipo de medicação e baseiam-se no entendimento de que a criança ou o adolescente serão muito fortemente afetados pelos efeitos colaterais ou ficarão "dependentes" dos remédios.

Também é bastante comum essa resistência surgir quando a família tem dificuldade de assumir que o agravamento dos sintomas ou comportamentos tem correlação com a desorganização dos papéis familiares.

O manejo, nesse caso, precisa contemplar:

- acolhimento: a família também precisa ser considerada parte do processo, recebendo informações, orientações e suporte durante o processo de desaquecimento das tensões emocionais e o desmonte das vias de descarga instaladas;
- clareamento: é importante abastecer a família de informações sobre os critérios usados para a recomendação

da medicação psiquiátrica e elucidar quais serão os ganhos de curto e médio prazo, tanto para a família quanto para o indivíduo tratado. Deve-se estabelecer um período específico para o uso da medicação e o seu papel de apoio ao processo psicoterápico;

▶ acompanhamento: tanto o terapeuta quanto o psiquiatra farão parte da rede de cuidados da família e da criança/adolescente. Os possíveis efeitos colaterais, o aumento ou a diminuição da dosagem e o desmame serão feitos de forma cadenciada e em sintonia com o processo psicoterápico.

A relação de parceria entre o terapeuta e o psiquiatra costuma favorecer a diminuição das resistências iniciais.

Os pais sentem-se aliviados ao também receberem orientação e acolhimento e, com isso, a implicação com o processo de questionamento dos papéis familiares e as dificuldades emocionais dos filhos, podem ser mais bem trabalhadas.

CARACTERÍSTICAS NEUROPSICOLÓGICAS POR FAIXA ETÁRIA

Para fins de sistematização, dividiremos a população em foco nas faixas etárias de 3 a 7 anos (que chamaremos de grupo I) e de 8 a 14 anos (grupo II), em função de algumas especificidades tanto do desenvolvimento psicológico como físico-metabólicas e da farmacocinética.

O grupo I está numa etapa em que, biologicamente, acabou de acontecer a primeira poda neuronal, após a intensa expansão das estruturas neurológicas iniciada no intraútero e concluída por volta dos 2 a 2,5 anos de idade. Na poda neuronal

PSICOPATOLOGIA E PSICODINÂMICA NA ANÁLISE PSICODRAMÁTICA

ocorre uma redução do número total de neurônios e sinapses, a fim de liberar espaço para o desenvolvimento de novas estruturas e tornar mais eficientes os processos de aprendizado e assimilação de novas informações. O desenvolvimento neuropsicológico dessa fase se caracteriza pelo início do desenvolvimento das habilidades cognitivas propriamente ditas (percepção, atenção, memória, pensamento, linguagem e aprendizagem), mas de maneira gradual e progressiva, permitindo registros não tão conscientes, uma vez que a percepção e a interpretação da realidade se dão ainda de maneira intuitiva e pouco consciente.

Nos primeiros anos dessa faixa etária, entre os transtornos mais comuns figuram principalmente os distúrbios funcionais (enurese, encoprese, gagueira e distúrbios alimentares, como recusa alimentar/alimentação seletiva ou hiperfagia/excesso de ingesta), além de alterações no sono (recusa a dormir sozinho ou agitação noturna), comportamentos de difícil manejo (birra, oposição), angústia de separação e situações de suspeita de abuso e/ou violência doméstica.

Depois da fase de alfabetização e de aprendizado das operações básicas de cálculos matemáticos, os transtornos tendem a se expressar mais através dos problemas de aprendizagem geralmente associados a desatenção, crises ansiosas e/ou depressivas, alterações do comportamento (oposição, dificuldades na socialização, uso de substâncias), questões sobre a sexualidade (identificação de gênero e escolha de parceiros) e violência doméstica e/ou escolar (*bullying*).

O grupo II, que vai dos 8 aos 14 anos, encontra-se na fase do desenvolvimento psicológico dedutivo e no período que se segue à segunda poda neuronal. Passa a acontecer uma intensa proliferação de novas estruturas que permitem criar uma

infinidade de novas conexões e reconexões entre os neurônios que permaneceram, tornando o sistema nervoso central
um território extremamente fértil e flexível para a aquisição
de novos aprendizados e o armazenamento de informações.
Isso ocorre com o desenvolvimento das habilidades cognitivas propriamente ditas (como percepção, atenção, memória, pensamento, linguagem e aprendizagem), mas agora por
meio do aprimoramento de gnosias, praxias, funções executi-
vas, cognição visual e habilidades visuoespaciais.

Os transtornos mais comuns nessa fase são, mais uma vez,
os distúrbios funcionais, como os distúrbios alimentares (anorexia, bulimia e hiperfagia/excesso de ingesta), alterações no
sono (recusa a dormir para ficar no celular e/ou em jogos ele-
trônicos, inquietação noturna devido a angústia patológica,
ansiedade e/ou depressão), transtornos do comportamento
(oposição, delinquência, furtos, agressividade, *bullying*, comportamentos de risco e ideação suicida), identidade sexual, uso
e abuso de substâncias, violência doméstica e/ou sexual.

Drogas mais utilizadas e resultados esperados com o uso dos principais grupos de medicação

Antidepressivos

Uma vez que as estruturas instintivas, ligadas à essência psicológica e às percepções de mundo externo, são estimuladas e
fortalecidas pelos antidepressivos, entendemos que estes são
as medicações mais indicadas para viabilizar a conexão com
as vontades; e que, portanto, fortalecem o ego ao auxiliarem e
reforçarem a predominância do verdadeiro Eu sobre as demais
estruturas psicodinâmicas.

Para chegar a essa dedução, partimos dos conceitos de "expansão do campo vivencial" de Sonenreich e de "fossa depressiva" de Dias.

Em suas observações clínicas sobre os quadros de mania, Carol Sonenreich difundia a ideia de que, no paciente em mania aguda, a percepção dos estímulos de mundo externo é extremamente intensificada. Desse modo, o paciente se conecta aos vários estímulos indistintamente, como que vivenciando todos eles ao mesmo tempo, permeado pela euforia, angústia e agitação que acompanham o quadro. Com base nisso, cunhou-se o conceito de expansão de campo vivencial, de autoria desconhecida.

Complementando essa ideia, Dias (2010) nos demonstra que nos quadros de depressão neurótica o indivíduo faz um "cara a cara" consigo mesmo, mergulhando no que o autor denomina "fossa depressiva", em referência ao movimento inverso ao da mania. Nesse estado, as percepções vivenciais do paciente se restringem aos conteúdos evitados de seu mundo interno. Em suas formas mais graves e profundas, o paciente fica reduzido quase que estritamente à percepção de suas culpas, angústias, medos, pessimismos e ideias catastrofistas e de ruína — ou seja, mergulhado em seu mundo interno, acompanhado do prejuízo da qualidade da percepção dos estímulos do mundo externo.

Se na mania o que regula e adapta a percepção são os antipsicóticos, reduzindo a intensidade e hierarquizando a percepção dos estímulos oriundos do mundo externo, na depressão, com o uso de antidepressivos, a percepção é estimulada a se expandir para o mundo externo, ampliando o campo vivencial e regulando as vivências do indivíduo, na busca por atender suas vontades.

Como essas medicações estimulam o psiquismo e colocam o indivíduo em maior contato com o mundo externo, ajudam a recuperar a energia e a disposição para satisfazer suas vontades. Prova disso é que os antidepressivos, de maneira geral, reduzem a fase REM do sono, o que dificulta a produção de sonhos e demonstra a redução do contato com o inconsciente e com o mundo interno.

Em termos práticos, os antidepressivos que estimulam prioritariamente a serotonina auxiliam nos casos em que o verdadeiro Eu está enfraquecido e com dificuldade de experimentar sensações de bem-estar e relaxamento satisfatórias. Aqueles que estimulam mais fortemente a noradrenalina devem ser empregados para recuperar a iniciativa, combatendo a apatia em relação à busca pela satisfação das vontades. Já os que modulam a ação sináptica da dopamina são indicados quando o ego está desmotivado e com dificuldade de sentir prazer por meio da realização das vontades, sendo indicados para os casos em que a anedonia e a indisposição são proeminentes.

Os mais utilizadas para este grupo de pacientes são os ISRS (inibidores seletivos de recaptação de serotonina), por apresentarem boa experiência quanto ao uso e boa tolerância relativa a seus efeitos colaterais, sendo a fluoxetina (Prozac®), a sertralina (Zoloft®), a paroxetina (Pondera®) e o escitalopram (Lexapro®) os de maior indicação.

No entanto, os tricíclicos, apesar de mais antigos, também são uma classe de antidepressivos com muitas indicações por serem mais potentes e de mais longa experiência de utilização na população pediátrica, como a imipramina (Tofranil®), amitriptilina (Amytril®), nortriptilina (Pamelor®) e a clomipramina (Anafranil®), uma vez que estimulam simultaneamente a ação de mais de um neurotransmissor.

Como essa população tem metabolismo mais acelerado em comparação com os adultos, aconselhamos o uso de doses mínimas iniciais por 4 a 6 dias, a fim de observarmos possíveis intolerâncias e/ou efeitos colaterais, que podem se manifestar de maneira mais errática que em adultos. Esse tempo também favorece a capacidade do organismo de se adaptar aos efeitos estimulantes desse tipo de medicação. Na sequência, subimos as doses gradativamente, a cada 4 a 6 dias, até atingir uma dose suficiente para reduzir a sintomatologia apresentada, porém tomando o cuidado de não hiperestimular a criança e provocar irritabilidade, agressividade, tremores, diarreia, náuseas, vômitos e/ou comportamentos agitados, tampouco o acionamento de defesa hipomaníaca.

Preferencialmente, optamos pelas apresentações em gotas, quando houver, para que possamos fazer o acréscimo gota a gota, a cada dia, o que facilita o monitoramento dos efeitos tanto colaterais como terapêuticos.

Assim também os empregamos em crianças e adolescentes, porém a tristeza e a anedonia podem se apresentar de forma indireta, por meio de alterações do sono e/ou do apetite ou de ideias que expressam sentimentos de culpa, menos-valia ou ser um peso para os pais. Apresentam choro fácil e isolamento social de diferentes graus, mutismo seletivo e, mais raramente, sintomas psicóticos, diminuição da movimentação corporal e recusa a se envolver em brincadeiras. Excepcionalmente, tentativas de suicídio, humor deprimido e distimia são claros e explícitos. São mais comuns a irritabilidade e o comportamento opositor e implicante.

Já os antidepressivos duais, como a venlafaxina (Efexor®), a desvenlafaxina (Pristiq®) e a duloxetina (Cymbalta®), estimulam tanto a ação da serotonina (satisfação das vontades) como a da noradrenalina (ligada à iniciativa, combatendo a apatia) e podem ser utilizados em adolescentes jovens (a partir de 13 anos) porque atuam com maior seletividade nos neurotransmissores do que os tricíclicos, sem provocar os mesmos efeitos colaterais. Efeitos noradrenérgicos nessas faixas etárias são alcançados com doses médias, sendo que em doses mais altas podem aumentar a pressão arterial e/ou desencadear convulsões.

Também temos o dual bupropiona (Wellbutrin®), que estimula tanto a ação da noradrenalina (que aumenta a iniciativa) quanto a da dopamina (que melhora a motivação e a experimentação do prazer), sendo um importante coadjuvante no tratamento da compulsão alimentar e em outros quadros compulsivos — como os que envolvem álcool, cigarro, sexo, internet e jogos, entre outros, em que a angústia está corporificada.

Fluoxetina (Prozac®)

- Dose de apoio à psicoterapia: de 3 mg a 5 mg no grupo I e de 5 mg a 10 mg no grupo II.
- Dose clínica: de 20 mg a 60 mg.

Da primeira geração de ISRS (inibidores seletivos da recaptação de serotonina), é muito utilizado na clínica por apresentar efeito mais ativador sobre a disposição, combatendo a falta de energia. Porém, pode piorar, inicialmente, a ansiedade e o sono. Deve ser tomado em dose única diária, após a ingesta de alimentos e, de preferência, pela manhã. Permanece no corpo por até cinco semanas, o que faz que tenha poucos sintomas na retirada. Pode acontecer tanto ganho como perda de peso, devendo-se reforçar uma dieta equilibrada e regular.

Sertralina (Zoloft®)

- Dose de apoio à psicoterapia: de 12,5 mg a 25 mg no grupo I e de 12,5 mg a 50-75 mg no grupo II.
- Dose clínica: de 100 mg a 200 mg.

Segundo ISRS mais utilizado. Apresenta perfil de efeitos colaterais benignos, com efeitos mais relaxantes, sendo uma das primeiras opções para o tratamento dos transtornos de ansiedade, por ter uma atividade ativadora fraca. Deve-se prestar atenção ao ganho de peso, que costuma ser frequente. No início do tratamento, costuma ocasionar sintomas gástricos, principalmente náuseas, mas estes são bem tolerados. Orientar que seja ingerido após o desjejum.

Paroxetina (Pondera®)

- Dose de apoio à psicoterapia: de 5 mg a 10 mg no grupo I e de 5 mg a 15 mg no grupo II.
- Dose clínica: de 20 mg a 60 mg.

Uma boa escolha para o transtorno de ansiedade, principalmente associado à insônia, tendendo a ser mais tranquilizante e mais sedativo do que os outros ISRS. Pode ocasionar sedação, ganho de peso e retardo ejaculatório. Sua suspensão abrupta pode levar a efeitos colaterais de retirada (tontura, cefaleia, inquietação motora e náuseas).

Fluvoxamina (Luvox®)

- Dose de apoio à psicoterapia: de 25 mg a 50 mg apenas no grupo II. Recentemente a Anvisa aprovou seu uso em crianças acima de 8 anos.
- Dose clínica: de 100 mg a 300 mg.

ISRS muito semelhante à sertralina, mas com predileção pelo receptor gama, que ativa sobretudo as funções cognitivas. É extremamente eficaz para o tratamento de transtorno obsessivo-compulsivo (TOC), dificuldades de aprendizagem por distração e sintomas de ansiedade social. Na introdução, com frequência gera náusea e enjoo, mas posteriormente costuma ser bem tolerado. Outra vantagem do uso em adolescentes está no fato de que raramente afeta a libido.

Citalopram (Cipramil®)

- Dose de apoio à psicoterapia: de 2,5 mg a 5 mg no grupo I e de 5 mg a 10 mg no grupo II.
- Dose clínica: de 20 mg a 60 mg.

Um dos ISRS mais bem tolerados e eficazes no tratamento de clientes em uso de outras medicações, devido à baixa interação medicamentosa com outras drogas. Apresenta leve ação sedativa e instabilidade de absorção em doses baixas.

Escitalopram (Lexapro®)

- Dose de apoio à psicoterapia: de 2 mg a 5 mg no grupo I e de 5 mg a 10 mg no grupo II.
- Dose clínica: de 10 mg a 20 mg.

Semelhante ao citalopram, porém com modificações químicas que reduziram sua propriedade sedativa, deixando seus efeitos mais estáveis em doses baixas. É um ISRS que age exclusivamente na 5HT.

É muito bem tolerado e indicado para o tratamento de crianças e adolescentes que fazem uso de álcool e outras drogas psicoativas, dada a sua baixa interação com estas. Apresenta um dos inícios de ação mais rápidos de todos os antidepressivos, por volta de 7 a 10 dias.

Venlafaxina (Efexor®)

* Dose de apoio à psicoterapia: de 37,5 mg a 75 mg apenas no grupo II. Não há estudos controlados para o uso em pessoas abaixo de 13 anos.
* Dose clínica: de 75 mg a 375 mg.

É um antidepressivo dual (ISRSN) que atua sobre a serotonina e a noradrenalina nos adolescentes, mesmo em doses mais baixas. É uma boa indicação para clientes apáticos ou que não apresentam melhora na recuperação da iniciativa com os ISRS. Costuma ser bem tolerado, mas não deve ser retirado bruscamente, pois o cliente corre o risco de ter cefaleia e dores abdominais por alguns dias. Em doses mais altas ou aumento de dose abrupto, pode elevar a pressão arterial e desencadear estado maníaco em pessoas suscetíveis.

Desvenlafaxina (Pristiq®)

* Dose de apoio à psicoterapia: de 25 mg a 50 mg apenas no grupo II, nos indivíduos acima de 13 anos.
* Dose clínica: de 50 mg a 200 mg.

É um metabólito da venlafaxina, com quem divide o mesmo mecanismo de ação. Apresenta poucos efeitos colaterais, sobretudo gástricos e na área sexual.

BUPROPIONA (WELLBUTRIN®)

- Dose de apoio à psicoterapia: de 150 mg no grupo II, também por não haver estudos consistentes em crianças abaixo de 13 anos.
- Dose clínica: de 150 mg a 450 mg.

Age sobre a noradrenalina e a dopamina (ISRND), sendo especialmente indicado para pacientes com apatia e ausência de prazer (anedonia), em particular associada aos quadros em que se necessita de controle de impulsos, como na ingesta alimentar excessiva e nas dinâmicas compulsivas em que a angústia está corporificada (jogos, internet, sexo etc.). Sendo um antidepressivo muito ativador, deve-se tomar cuidado com pacientes muito ansiosos, pois pode haver uma piora na ansiedade nos primeiros dias. Não deve ser tomado à noite, sob risco de provocar insônia e acentuar os frequentes casos de inversão do ciclo circadiano sono-vigília.

AMITRIPTILINA (AMYTRIL®)

- Dose de apoio à psicoterapia: de 5 mg a 10 mg no grupo I e de 5 mg a 25 mg no grupo II.
- Dose clínica: de 50 mg a 300 mg.

É um antidepressivo da classe dos tricíclicos. Atua na serotonina a na noradrenalina, mas também ativa muitos outros receptores, o que explica seu grande potencial de gerar efeitos colaterais (sedação, tontura, constipação, boca seca, alterações de condução cardíaca). É efetivo como antidepressivo em doses baixas. Especialmente indicado quando houve falha e/ou intolerância no uso dos ISRS. Também tem efeito hipnótico e é indicado no tratamento de crises recorrentes de enxaqueca, em que a defesa de somatização está acionada.

CLOMIPRAMINA (ANAFRANIL®)

▶ Dose de apoio à psicoterapia: de 5 mg a 10 mg no grupo I e de 5 mg a 15 mg no grupo II.
▶ Dose clínica: de 50 mg a 200 mg.

Também pertence à classe dos tricíclicos. Tem forte atuação sobre a serotonina e em outros neurotransmissores. É classicamente um dos medicamentos de escolha quando há defesas do TOC. Apresenta efeitos colaterais desagradáveis, como ganho de peso, sonolência, obstipação e tremores.

IMIPRAMINA (TOFRANIL®)

▶ Dose de apoio à psicoterapia: de 10 mg a 25 mg no grupo I e de 15 mg a 50 mg no grupo II.
▶ Dose clínica: de 50 mg a 300 mg.

Antidepressivo tricíclico com perfil semelhante ao dos medicamentos dessa classe (vide descrições acima). Em doses baixas, pode ser utilizado para controlar a enurese noturna em crianças acima de 6 anos, além de quadros em que os sintomas depressivos são mais evidentes.

NORTRIPTILINA (PAMELOR®)

▶ Dose de apoio à psicoterapia: de 5 mg a 25 mg no grupo II, em adolescentes acima de 13 anos.
▶ Dose clínica: de 50 mg a 150 mg.

É um metabólico da amitriptilina. De maneira geral, é o tricíclico que provoca menos efeitos colaterais, sobretudo para o sistema cardiovascular e no ganho de peso. Pode ser utilizado, assim com a bupropiona, para cessação do tabagismo, síndrome do intestino irritável, enxaqueca como defesa de somatização e quadros depressivos.

Neurolépticos

Classificados como antipsicóticos, são medicamentos que modulam as ações do sistema cognitivo, adequando a compreensão, o discernimento e a percepção do cliente quanto ao que se passa consigo mesmo e à sua volta.

São excelentes auxiliares na fase da psicoterapia dedicada ao enfraquecimento das figuras de mundo interno (FMI). Atuam reduzindo os conceitos e as "verdades" dessas figuras, facilitando ao verdadeiro Eu a realização das vontades.

Os neurolépticos são extremamente úteis nos processos de psicoterapia, auxiliando em seu aprofundamento, já que possibilitam melhor controle da angústia patológica, desaceleração dos pensamentos desorganizados e melhora da concentração. Possibilitam, ao contrário dos antidepressivos, maior interiorização e contato com o mundo interno do cliente (Dias, 2018).

Têm muitos usos possíveis como drogas antimaníacas no tratamento do transtorno afetivo bipolar (TAB), não só na fase aguda como também na manutenção do controle de agressividade/impulsividade — tanto em adultos como em crianças e adolescentes. Muito utilizados na presença das defesas psicóticas e esquizoides, além dos transtornos de tique (Dias, 2018).

Haloperidol (Haldol®)

- Dose de apoio à psicoterapia: de 1 mg a 2,5 mg no grupo I e de 1 mg a 5 mg no grupo II.
- Dose clínica: de 2,5 mg a 15 mg.

É o medicamento referência dessa classe. Tem alto poder antipsicótico, com boa contenção psicomotora, mas sedação relativamente leve. É uma das primeiras opções para quadros agudos de agitação psicomotora, pois a apresentação oral e injetável permite melhor titulação da dose. Na terapia, apresenta bom poder de sedar a angústia e aumenta a contenção interna sem dar muito sono, porém o grande número de efeitos colaterais motores em indivíduos predispostos acaba restringindo seu uso.

Clorpromazina (Amplictil®)

- Dose de apoio à psicoterapia: de 5 mg a 10 mg no grupo I e de 10 mg a 30 mg no grupo II.
- Dose clínica: de 30 mg a 120 mg.

Causa maior sedação pelo antagonismo com a dopamina no sistema nervoso central (SNC), no receptor D2, que faz parte da projeção mesocortical da dopamina. Porém, por ser de baixa potência, pode ser administrado com maior segurança na população pediátrica e de adolescentes, sem riscos de abusos e/ou intoxicações, pois a apresentação em gotas possibilita maior controle na administração da dose. Oferece conforto posológico (é possível personalizar as doses de acordo com a sensibilidade de cada cliente). Na psicoterapia, pode ser utilizada em doses muito baixas por conta de sua preparação oral (1 gota = 1 mg), sendo útil nas situações de pensamento muito acelerado.

Levomepromazina (Neozine®)

- Dose de apoio à psicoterapia: de 3 mg a 8 mg no grupo I e de 5 mg a 20 mg no grupo II.
- Dose clínica: de 100 mg a 800 mg.

Bastante semelhante à clorpromazina, tem ação antipsicótica quando utilizadas doses acima de 400 mg/dia. Produz intensa sedação e pode levar a episódio de hipotensão em doses elevadas. Em doses baixas, sobretudo em gotas, pode ser utilizado como calmante e indutor do sono durante o processo de terapia. A apresentação em gotas facilita a utilização (1 gota = 1 mg).

Periciazina (Neuleptil®)

- Dose de apoio à psicoterapia: de 1 mg a 3 mg no grupo I e de 3 mg a 10 mg no grupo II.
- Dose clínica: de 10 mg a 30 mg.

Neuroléptico com potente efeito sedativo, acalma pensamentos acelerados, de cobrança e/ou de autodepreciação. Deve ser usado à noite por seu efeito sedativo, que promove sono de melhor qualidade e mais profundo em função da acalmia de pensamentos que proporciona.

Sulpirida (Equilid®)

- Dose de apoio à psicoterapia: de 5 mg a 20 mg no grupo I e de 25 mg a 50 mg no grupo II.
- Dose clínica: 400 mg a 1800 mg.

Neuroléptico típico que apresenta menos sedação, mas tem grande potencial de aumento da prolactina. É bastante útil no processo de terapia, sendo utilizado para sedar a angústia e a ansiedade em paciente em situação de crise e auxiliar no processo de reflexão, no tratamento da defesa dissociativa, conversiva e de atuação histérica, nas somatizações do aparelho gastrointestinal e no manejo do núcleo esquizoide. Pode ser usado em todas as faixas etárias, mas, por não haver apresentação em gotas, pode ser formulado em doses mais baixas.

Neurolépticos atípicos

São neurolépticos de alta eficácia no bloqueio dopaminérgico. Consequentemente, apresentam menor risco de ocasionar efeitos colaterais motores. Modulam a ação da serotonina, levando a produzir efeitos antidepressivos, em especial com a quetiapina. Porém, têm potencial bastante elevado de induzir o ganho de peso, alterações metabólicas (como dislipidemia e diabetes), risco de doenças cérebro-cardiovasculares, outros efeitos colaterais, embotamento cognitivo e afetivo, sedação, sialorreia e agravamento dos sintomas obsessivo-compulsivos.

AMISSULPRIDA (SOCIAN®)

- Dose de apoio à psicoterapia: de 12,5 mg a 25 mg, apenas no grupo II, por não haver estudos em menores de 13 anos.
- Dose clínica: de 30 mg a 1200 mg.

Tem efeito semelhante ao da sulpirida, sendo especialmente útil em situações de ansiedade associada a sintomas depressivos, defesas dissociativas e conversivas, tratamento do núcleo esquizoide e como auxiliar no trabalho com defesas psicossomáticas. De maneira geral, oferece boa contenção psicomotora

VICTOR R. C. S. DIAS E COLABORADORES

e não tem efeito hipnótico, o que possibilita que seja tomado durante o dia.

ARIPIPRAZOL (ABILIFY®)

- Dose de apoio à psicoterapia: de 1 mg a 5 mg no grupo I e de 1 mg a 10 mg no grupo II.
- Dose clínica: de 15 mg a 45 mg.

Relativamente novo na psicofarmacologia, tem efeitos colaterais leves, tanto motores quanto metabólicos, mesmo em doses mais elevadas. Além de oferecer contenção psicomotora e organizar os pensamentos, apresenta ação ativadora e promotora de iniciativa, principalmente quando associado a antidepressivos. Tem potencial de provocar ganho de peso em crianças e adolescentes, mesmo em doses baixas.

BREXPIPRAZOL (REXULTI®)

Neuroléptico mais recente, da classe dos aceleradores e moduladores de serotonina, atua como agonista parcial do receptor D3 de dopamina. É indicado como coadjuvante no tratamento de transtorno depressivo maior (TDM) em pacientes adultos. Temos tido boa experiência em adolescentes mais velhos, como potencializador de efeitos dos antidepressivos no controle das figuras de mundo interno (FMI) que atuam como componentes ansiogênicos de quadros de ansiedade de ingeridores e de depressão nos diferentes modelos psicológicos.

QUETIAPINA (SEROQUEL®)

- Dose de apoio à psicoterapia: de 12,5 mg a 25 mg no grupo I e de 12,5 mg a 50 mg no grupo II.

Dose clínica: de 300 mg a 900 mg.

Em doses baixas, apresenta raros efeitos colaterais, com pouquíssima ocorrência de efeitos motores ou metabólicos. Tem alto poder hipnótico e pode ser utilizado como indutor do sono. É muito indicado no tratamento da ansiedade de predomínio mental, com pensamentos repetitivos, cobrança interna e defesas conversivas e dissociativas. Costuma ser altamente efetivo para controlar a ansiedade e a angústia, porém o efeito de sedação residual no dia seguinte é um fator limitante de seu uso.

Risperidona (Risperdal®)

- Dose de apoio à psicoterapia: de 0,1 mg a 0,2 mg no grupo I e de 0,25 mg a 0,5 mg no grupo II.
- Dose clínica: de 1 mg a 6 mg.

Tem características semelhantes às do haloperidol, sobretudo pela alta capacidade de contenção psicomotora sem ser hipnótico, mas menor probabilidade de ocasionar efeitos colaterais motores. Pode ser utilizado na psicoterapia em doses baixas, principalmente quando estão presentes pensamentos negativos ou os pensamentos intrusivos das defesas obsessivas.

Olanzapina (Zyprexa®)

- Dose de apoio à psicoterapia: de 1,25 mg a 2,5 mg apenas no grupo II, por não haver estudos em crianças menores de 13 anos.
- Dose clínica: de 5 mg a 20 mg.

VICTOR R. C. S. DIAS E COLABORADORES

Tem alto poder sedativo e hipnótico, com ação muito marcada no controle da ansiedade decorrente de aceleramento psíquico, como nas defesas hipomaníacas, e permite a indução do sono. Com o uso contínuo, é muito comum o ganho de peso acentuado. Por isso, não deve ser utilizado durante muito tempo; é uma opção para momentos de crise quando outras medicações, como a quetiapina, não são suficientes.

Estabilizadores de humor

Os estabilizadores de humor são, predominantemente, anticonvulsivantes utilizados em doses menores que as preconizadas para o tratamento e a prevenção de crises epilépticas. Por modularem a transmissão dos impulsos elétricos envolvidos na transmissão das funções neurológicas, em especial no córtex motor, no apoio à psicoterapia são utilizados com a finalidade de regular os impulsos de ações automáticas condicionadas (impulsos agressivos, alimentares, rompantes de raiva e birra etc.), regulando a manifestação dos afetos, reduzindo a irritabilidade e as oscilações bruscas de humor. Atuam sem agir na esfera do pensamento (cognitiva).

Não abordaremos o tratamento do transtorno afetivo bipolar (TAB) *per se*, por entendermos que se trata de uma patologia de transmissão genética que se sobrepõe à psicodinâmica dos demais modelos psicológicos desenvolvidos pela teoria da programação cenestésica. Quando a criança ou o adolescente apresentam esse transtorno, o manejo deste deve ocorrer em paralelo ao da psicodinâmica do modelo psicológico em curso, seguindo os algoritmos psiquiátricos preconizados pelos manuais de tratamento clínico. Em função disso, não incluímos o lítio entre as medicações utilizadas em psicoterapia.

Entre os estabilizadores de humor que indicamos em apoio à psicoterapia, incluímos a carbamazepina (Tegretol®), o ácido valproico (Depakene®), o divalproato de sódio (Depakote®), a lamotrigina (Lamitor®) e o topiramato (Topamax®). De forma análoga à introdução dos antidepressivos, iniciamos com doses mínimas e elevamos as dosagens, aqui a cada sete dias, com os mesmos objetivos de avaliar a adaptação, considerando os efeitos colaterais e terapêuticos.

ÁCIDO VALPROICO (DEPAKENE®)

* Dose de apoio à psicoterapia: 7,5 mg/kg/dia (até 60 mg/dia) tanto no grupo I como no grupo II.
* Dose clínica: 15 mg/kg/dia.

Em geral bem tolerado, apresenta boa eficácia nas oscilações de humor e irritabilidade, tanto dos sintomas depressivos que não respondem bem ao uso exclusivo de antidepressivos como na atenuação das defesas hipomaníacas, em especial aquelas desencadeadas pela ativação dos hormônios sexuais nos períodos iniciais da puberdade. Tem potencial de sobrecarregar o fígado; devem-se monitorar as funções hepáticas regularmente.

CARBAMAZEPINA (TEGRETOL®)

* Dose de apoio à psicoterapia: 5 mg/kg/dia, tanto no grupo I como no grupo II.
* Dose clínica: de 10 mg a 20 mg/kg/dia.

Bastante utilizada por ter menos efeitos colaterais que o ácido valproico, apresenta maior interação com outras medicações. Seu uso é restrito em função desse inconveniente.

VICTOR R. C. S. DIAS E COLABORADORES

DIVALPROATO DE SÓDIO (DEPAKOTE®)

- Dose de apoio à psicoterapia: 125 mg no grupo I e de 250 mg a 500 mg no grupo II.
- Dose clínica: de 500 mg a 1.500 mg.

Assim como o ácido valproico, é bem tolerado e apresenta boa eficácia nas oscilações de humor, irritabilidade e agressividade. Também favorece o uso regular na atenuação das defesas hipomaníacas, pois sua apresentação ER facilita o uso em dose única diária. Tem potencial de sobrecarregar o fígado; devem-se monitorar as funções hepáticas regularmente.

LAMOTRIGINA (LAMITOR®)

- Dose de apoio à psicoterapia: 25 mg apenas no grupo II, em adolescentes acima dos 12 anos.
- Dose clínica: de 200 mg a 400 mg.

Estabilizador de humor e da irritabilidade, apresenta menos efeitos colaterais gastrointestinais que o divalproato e o ácido valproico, porém necessita de acompanhamento amiúde em função de poder desencadear grave reação alérgica de pele (síndrome de Stevens-Johnson), principalmente quando usada em associação com carbamazepina e/ou excessiva exposição solar.

TOPIRAMATO (TOPAMAX®)

- Dose de apoio à psicoterapia: 12,5 mg no grupo I e 25 mg no grupo II.
- Dose clínica: de 200 mg a 400 mg.

Fraco estabilizador de humor e da irritabilidade, é muito utilizado por conta de seu efeito colateral de inibir o apetite. Apresenta menos efeitos colaterais gastrointestinais que o divalproato e o ácido valproico, porém necessita de acompanhamento, uma vez que o uso prolongado pode gerar apatia.

Benzodiazepínicos

Os benzodiazepínicos, por sua ação sedativa sobre os cinco sentidos e sobre todas as reações periféricas do organismo nas respostas ao estresse agudo, são excelentes controladores dos sintomas de crises de ansiedade aguda e pânico.

Como as crianças costumam ser mais suscetíveis aos efeitos sedativos dessas medicações, principalmente o clonazepam (Rivotril®) e o alprazolam (Frontal®), utilizamos exclusivamente quando necessárias, geralmente apenas no início do tratamento, até que os sintomas agudos sejam controlados pelas outras medicações e a psicoterapia solidifique defesas mais eficazes e saudáveis. Suspendemos o mais breve possível a fim de evitar a ocorrência de dependência químico-farmacológica e/ ou psicológica.

Essas medicações têm a função de induzir o sono e trazer tranquilidade imediata, ainda que momentânea. Associam ações ansiolíticas (diminuição de ansiedade), hipnóticas (indução do sono) e de relaxamento muscular. O mais importante é seu efeito imediato, o que faz que sejam mais efetivas em momentos de crise.

No contexto clínico, os benzodiazepínicos são utilizados principalmente com antidepressivos e neurolépticos, em pacientes que apresentam componente de ansiedade mais intenso. Seu uso deve ser feito no início do tratamento medicamentoso até que se tenha ação efetiva das drogas de base, quando é paulatinamente diminuído, sendo mantido muitas vezes como droga "S.O.S.". Esse modo de uso se aproveita da característica de ação imediata das drogas dessa classe, dando ao paciente liberdade para utilizá-la quando achar necessário, sobretudo em momentos de ansiedade mais intensos ou previamente a situações que tragam um potencial estressante maior (Dias, 2018).

Clonazepam (Rivotril®)

- Dose de apoio à psicoterapia: de 0,1 mg a 0,2 mg no grupo I e de 0,1 mg a 0,25 mg no grupo II.
- Dose clínica: de 1 mg a 6 mg.

Tem apresentações em comprimido, comprimido de ação rápida (sublingual) e em formulação líquida (uma gota equivale a aproximadamente 0,1 mg). Tem meia-vida relativamente longa (pico de ação em uma a três horas e duração de 20 horas), com potencial de sedação moderado em relação aos outros benzodiazepínicos, menos efeitos euforizantes e baixo potencial de abuso (ainda que seja possível). Apresenta, teoricamente, efeitos sobre a serotonina, sendo considerado medicação de escolha para pacientes com sintomas de pânico e depressão leve.

Alprazolam (Frontal®)

- Dose de apoio à psicoterapia: 0,125 mg no grupo I e 0,25 mg no grupo II.
- Dose clínica: de 1 mg a 6 mg.

Tem efeito de ação rápido e baixo potencial sedativo. É muito utilizado para o controle de crises ansiosas em que predomina a sensação de angústia, durante o período diurno, quando a sedação se tornaria inconveniente. Apresenta formulações de ação rápida, em comprimido sublingual, quando se quer um efeito imediato e de curta duração, e liberação prolongada (XR), quando se deseja um efeito menos imediato, mas mais duradouro. Apresenta potencial de dependência considerável.

BROMAZEPAM (LEXOTAN®)

- Dose de apoio à psicoterapia: 1 mg, apenas no grupo II, uma vez que pode interferir severamente nas funções cognitivas de crianças menores.
- Dose clínica: de 1,5 mg a 18 mg.

É um tranquilizante de meia-vida intermediária, com efeito sedativo e ansiolítico moderado. Existe apresentação também em formulação de liberação prolongada e associada a uma dose baixa do neuroléptico sulpirida (Sulpan®).

LORAZEPAM (LORAX®)

- Dose de apoio à psicoterapia: 0,5 mg, apenas no grupo II, uma vez que também pode interferir severamente nas funções cognitivas de crianças menores.
- Dose clínica: de 1 mg a 4 mg.

É um tranquilizante com considerável efeito sedativo e ansiolítico, voltado tanto para situação aguda como para uso prolongado. Pode ser utilizado também no tratamento de crise convulsivas e na abstinência alcoólica.

VICTOR R. C. S. DIAS E COLABORADORES

CARACTERÍSTICAS DO USO DE MEDICAÇÃO NO APOIO
À PSICOTERAPIA

Observamos que o acompanhamento de dosagens e/ou da alteração da medicação estará sempre em sintonia com o caminhar do indivíduo na psicoterapia. Assim, ao suspendermos a medicação, o processo terapêutico deve continuar realizando os trabalhos necessários para a manutenção do seu equilíbrio psicodinâmico, agora de maneira genuína e natural. Demonstração disso é que, assim que esse equilíbrio se restabelece, o cliente começa a apresentar sintomas de superdosagem da medicação em uso, mostrando claramente não ser mais necessário o estímulo artificial dos remédios.

Esse fenômeno observado na prática clínica nos sugere que o sistema neuropsíquico se desenvolveu e se tornou capaz de realizar naturalmente a produção adequada e suficiente dos neurotransmissores, ora estimulados artificialmente pela medicação. A partir desse momento, passamos ao desmame gradual da medicação em uso, de forma a evitar qualquer desconforto causado pelas retiradas bruscas.

Fitoterápicos

Embora sejam medicações de uma classe farmacologicamente diferente, os fitoterápicos também podem funcionar como tratamento auxiliar, dando suporte inicial para, de maneira mais sutil, aliviar sintomas e/ou comportamentos atípicos.

Uma das vantagens iniciais está no fato de que as famílias, em geral, têm uma aceitação mais imediata a esse tipo de medicação. Além disso, em nossa prática clínica, principalmente

Para crianças abaixo dos 11 anos, os fitoterápicos têm se mostrado efetivos para desaquecer as tensões intrapsíquicas.

Entre suas principais indicações estão os casos de agitação cognitiva, medos exacerbados e preocupações sem origem no mundo externo, como nos momentos em que o indivíduo se encontra com forte mobilização de angústia ou defesa.

Como ressalta Roberto Andreatini (2000), do Departamento de Farmacologia da Universidade Federal do Paraná (UFPR), "a atitude mais adequada em relação aos fitoterápicos é considerá-los com o mesmo rigor com que lidamos com os medicamentos sintéticos, baseando nossa conduta clínica em evidências científicas consistentes (estudos controlados), reconhecendo, quando for o caso, sua eficácia, mas também seus efeitos adversos e a possibilidade de interações medicamentosas".

Ainda segundo Andreani (2000), uma vez que existe ação terapêutica comprovada por estudos clínicos controlados (comparativo com placebo, duplo-cego, randomizado) e metanálises, o *Hypericum perforatum* (erva-de-são-joão)[1] e o *Piper methyrsticum* (kava-kava)[2] podem ser utilizados com alguma margem de segurança e eficácia relativa, desde que nas doses preconizadas e por meio de produtos cuja produção seja rigorosamente realizada por laboratórios que trabalhem com processos farmacologicamente seguros e controlados.

Por outro lado, há fitoterápicos para os quais não se encontra nenhum estudo controlado na literatura (Medline, Lilacs, ISI-Current Contents), como é o caso da *Passiflora edulis* e da *P. incarnata*.[3]

---

1 Ver Linde *et al.* (1996) *apud* Andreatini (2000).
2 Ver Pittler e Ernst (2000) *apud* Andreatini (2000).
3 Ver Andreatini (2000).

Devemos ficar atentos a possíveis efeitos adversos. Foi descrito que o extrato de *Hypericum perforatum* pode desencadear virada maníaca[4] e fotossensibilidade[5] e que o kava-kava pode estar associado ao surgimento de sintomas extrapiramidais.[6]

Desmistificando crenças populares e infundadas, precisamos dar atenção aos fitoterápicos que, mesmo sem ação terapêutica comprovada, como a *Passiflora edulis*, podem apresentar efeitos adversos importantes.[7] Isso sem mencionar a possibilidade de interações medicamentosas entre benzodiazepínicos e o kava-kava.[8]

No Brasil, vários fitoterápicos já são comercializados por meio de extratos padronizados, que geralmente são feitos baseando-se em um dos princípios ativos relacionados com a atividade clínica (por exemplo, a quantidade de hipericina é empregada na padronização do extrato de *Hypericum perforatum*).[9]

Fitoterápicos com efeitos predominantemente ansiolíticos

Passiflora incarnata: extraída do maracujá, tem propriedades ansiolíticas, atuando semelhantemente aos benzodiazepínicos no sistema de neurorreceptores Gaba.

Dose terapêutica: de 200 mg a 1.200 mg/dia, podendo ser tomada em dose única à noite, por até 4 semanas.

Valeriana officinalis: indutora do sono e ansiolítica.

---

4 Ver Schneck (1998); Woelk *et al.* (1994) *apud* Andreatini (2000).
5 Ver Bove (1998) *apud* Andreatini (2000).
6 Ver Schelosky (1995) *apud* Andreatini (2000).
7 Ver Maluf *et al.* (1995) *apud* Andreatini (2000).
8 Ver Miller (1998); Wong, Smith e Boon (1998) *apud* Andreatini (2000).
9 Ver Andreatini (2000).

Dose terapêutica: de 300 a 1.000 mg/dia, em dose única à noite, por até 8 semanas.

Melissa officinalis: extraída da planta erva-cidreira, também tem propriedades ansiolíticas.
Dose terapêutica: de 300 a 1.000 mg/dia, em dose única à noite, por até 8 semanas.

Lavandula angustifolia: derivada da flor de lavanda, é sedativa e ansiolítica, sendo comercializada na apresentação de óleo essencial.
Dose terapêutica: 80 mg/dia, em dose única à noite, por até 6 a 8 semanas.

Piper methysticum: extrato da planta kava-kava, tem propriedades ansiolíticas.
Dose terapêutica: 75 mg (1 cápsula) 4 vezes ao dia, logo após alimentar-se. Contraindicada para pessoas com doenças hepáticas, alcoólicas, gestantes e lactantes e para quem já faz uso de antidepressivos, sob risco de desencadear importantes efeitos colaterais.

Ansiodoron®, do laboratório Welleda: é composto por *Passiflora alata* D1, *Valeriana officinalis* D1 e *Avena sativa* D1. Possui ação de relaxamento físico que reduz a agitação psicomotora. É utilizado por sua ação ansiolítica e indutora de sono.
Dose terapêutica (uso acima dos 5 anos): tomar 1 comprimido pela manhã e 1 comprimido 30 minutos antes de dormir, por até 8 semanas.

Victor R. C. S. Dias e colaboradores

Stressodoron®, do laboratório Welleda: é composto por *Kali phosphoricum* D6, *Aurum metallicum* D10, *Ferrum sulphuricum* D3 e *Silicea* D3.

Dose terapêutica (uso acima dos 5 anos): tomar 1 a 3 comprimidos ao dia, a depender da intensidade dos sintomas, por até 4 semanas. Os efeitos passam a ser percebidos com maior expressividade após 1 a 2 semanas de uso contínuo.

Fitoterápicos com efeitos predominantemente antidepressivos

Recomendamos o uso do extrato de *Hypericum perforatum*, uma vez que tem efeitos semelhantes aos dos antidepressivos, embora não possua os mesmos controles de prescrição e de venda que os medicamentos sintéticos.

Hypericum perforatum: apresentação em forma de extrato da planta erva-de-são-joão. Postula nos artigos sobre fitoterápicos como tendo boa eficácia nos sintomas de depressão leve.

Dose terapêutica: de 300 mg a 900 mg/dia, por 4 a 12 semanas.

Rhodiola rosea: extraída da planta, tem propriedades ansiolíticas e antidepressivas.

Dose terapêutica: de 500 mg a 1500 mg/dia. Pode ser administrada em dose única ou em uso contínuo por até 12 semanas.

Curcuma longa: extraída do açafrão-da-terra ou cúrcuma, possui efeitos anti-inflamatório e antioxidante. Tem sido indicada no tratamento de sintomas depressivos leves.

Dose terapêutica: de 500 mg a 1.000 mg/dia, por 4 a 12 semanas.

Matricaria camomila: originada da flor de camomila, também é usada para amenizar sintomas inflamatórios e depressivos. Também possui efeito sedativo.

Dose terapêutica: 300 mg (um sachê) a cada 2 horas, diluído em água.

Winslow e Kroll (1998) ressaltam que devemos ficar atentos ao uso indiscriminado e sem regularidade em relação às doses preconizadas pelo fabricante, uma vez que isso pode aumentar a frequência e os riscos de tratamento inadequado, intoxicações e, principalmente, a esquiva de procurar os profissionais de saúde qualificados para o devido acompanhamento do problema de saúde mental em questão.

Acrescentamos essas informações com base em estudos científicos para que os profissionais, mesmo aqueles que não utilizam fitoterápicos em seu arsenal terapêutico, venham a conhecer os principais fitoterápicos de sua área de atuação; e sugerimos que perguntem aos pacientes sobre seu uso, pois há grande probabilidade de que uma parte considerável deles faça uso desse tipo de medicação sem, entretanto, informá-los.[10]

A OBSERVAÇÃO CLÍNICA EM CASOS COM ASSOCIAÇÃO MEDICAMENTOSA

Comportamentos atípicos

MT, 9 anos — crises de raiva e agressividade que ocorriam com frequência e intensidade tão grandes que a criança

---

10 Ver Eisenberg *et al.* (1993).

VICTOR R. C. S. DIAS E COLABORADORES

relava que não se lembrava do que tinha acontecido depois que entrava em crise. Ele captava a carga de hostilidade e agressividade dentro da família e era o indivíduo que externalizava tudo isso.

Esses "apagões" que MT vivenciava o desorganizavam muito e provocavam uma cristalização do papel de "menino-problema" da família. Foi indicada a introdução do antipsicótico periciazina para que esses sintomas não fossem tão frequentes e, desse modo, fosse possível reconfigurar o clima familiar, ao mesmo tempo que o processo terapêutico avançava para acelerar o amadurecimento.

Embora a família tenha se mostrado pouco resistente e aceitado a introdução da medicação, logo começou a ficar evidente que nem o pai, nem a mãe tinham saúde suficiente para assumir, elaborar e comunicar os sentimentos de raiva que estavam encobertos, mas que permeavam toda a dinâmica familiar. Com isso, foi se tornando muito complexo modificar os papéis familiares.

Os sintomas de MT diminuíram significativamente. No entanto, a "perda" da função do sintoma fez que toda a família precisasse se estruturar para elaborar suas angústias, o que foi muito desafiador.

MT ficou muito angustiado ao lidar com as emoções que começaram a surgir depois do desaquecimento dos sintomas e passou a apresentar muita resistência ao processo psicoterápico. Como os pais tinham pouca disponibilidade emocional e baixa continência, MT parou de frequentar a terapia.

Na tentativa de evitar a angústia exagerada que ele passou a sentir, poderia ter sido associado um antidepressivo com alguma ação ansiolítica, em dose baixa, como sertralina, por exemplo.

GM, dos 15 aos 17 anos — passou a apresentar dificuldades de evoluir na formação da identidade sexual, com fixação na fase homossexual, o que mobilizou muita angústia relacionada ao modelo feminino.

Mobilizou esquema de personagens que "ditava" sua conduta, tanto na esfera social quanto na afetiva. A personagem que ficava no comando era uma adolescente, na qual era possível perceber todos os sentimentos, intenções, manipulações que compunham o modelo feminino preexistente. Essa personagem também insinuava a baixa potência dele como homem e o influenciava para que ele "matasse" essa parte. Além disso, a cada tentativa de fazer contato com suas verdadeiras angústias, GB mobilizava crises conversivas intensas.

Após avaliação do adolescente e da dinâmica familiar juntamente com os pais, foi identificada a proposta de relação de ingeridor, com defesas conversivas e de personagens (ainda que apenas em seu ideário imaginativo). Foi introduzida sertralina, com a finalidade de dar suporte para que ele enfrentasse as FMI, associada a sulpirida + bromazepam, com o intuito de melhorar a qualidade do sono — que ele tinha dificuldade de conciliar por causa do excesso de atividade mental ligada à "personagem que o guiava" — e clarear o contato com seu mundo interno, reduzindo a defesa conversiva e de personagem.

Com a evolução positiva do quadro, os níveis de angústia foram aumentando. Isso nos levou a trocar o neuroléptico por quetiapina, o que resultou em melhor continência das angústias (circunstanciais e patológica). Também foi preciso substituir o antidepressivo por venlafaxina, quando a energia para comparecer às aulas e a outras atividades sociais passou a dar sinais de baixa.

VICTOR R. C. S. DIAS E COLABORADORES

A intervenção com medicação foi imprescindível, tanto para conter as defesas mobilizadas quanto para dar suporte à angústia patológica mobilizada.

GT, 10 anos — inicia a terapia com a queixa dos pais de que os comportamentos do filho causavam muita tensão na dinâmica familiar, uma vez que ele se omitia em apresentar suas vontades e opiniões, embora estivesse constantemente contrariado. A expressão dessa contrariedade vinha por meio de um comportamento de oposição, provocação e manipulação. O clima familiar era fortemente opressivo, controlador e de superproteção.

GT não conseguia acessar as mínimas referências internas para conseguir se expressar de maneira lógica e vivia em um estado de tensão constante, buscando formatar sua identidade de acordo com as expectativas e a aceitação dos pais. O processo psicoterápico era complexo, uma vez que os papéis familiares estavam muito cristalizados e as patologias dos pais eram muito evidentes. No decorrer da terapia, GT foi mobilizando angústia e passou a ter indícios de ideação suicida. Nesse momento, GT reunia os critérios para a introdução de medicação.

Ao ser avaliado em conjunto com os pais e individualmente, em um segundo momento, foi identificada proposta de relação de ingeridor, com defesa conversiva, postura de oposição, sintomas depressivos moderados e ideação de morte. Foram introduzidas sertralina na perspectiva de que ele fortalecesse suas defesas egoicas e buscasse realizar suas vontades, e aripiprazol para melhorar o contato com seu mundo interno, atenuando os aspectos de manipulação e oposição.

CONCLUSÃO

A associação da medicação ao processo terapêutico de crianças e adolescentes jovens deve ter como foco principal apoiar o indivíduo a retomar o curso do amadurecimento sem que as vias de descarga não psicológicas sejam acionadas. As medicações podem auxiliar na restauração do equilíbrio psíquico, de forma artificial, temporária e provisória, pelo fortalecimento do ego e/ou pelo enfraquecimento das FMI, evitando e/ou minimizando a mobilização de defesas.

Além disso, a escuta do psiquiatra psicodinâmico/terapeuta em conjunto com a do psicoterapeuta potencializa a instalação de um clima de acolhimento, aceitação e continência, num momento que tanto o próprio indivíduo quanto aqueles que constituem os vínculos afetivos de maior relevância não estão sendo capazes de prover esses climas.

Levando em conta os critérios que apresentamos e ampliando o olhar para além dos sintomas, a combinação da medicação com a psicoterapia pode proporcionar a reorganização de uma rota capaz de gerar ampliação significativa de área de saúde do psiquismo.

7. Um estudo comparativo entre a teoria da análise psicodramática e a teoria de outras escolas psicoterápicas

Ana Elisa Barbosa de Carvalho Fernandes

Chamamos de abordagens terapêuticas as teorias e técnicas psicoterápicas norteadas por diversos referenciais. A psicologia é definida por paradigmas, e por isso não é possível apontar uma abordagem ou outra como a mais efetiva. Entende-se que o propósito de todas é o mesmo: ajudar o cliente a compreender e resolver seus conflitos geradores de angústia. Então, o que muda de uma abordagem para outra? O caminho percorrido. A abordagem de escolha de cada terapeuta ajuda na condução do atendimento. Consideramos que essa base será um indicativo de como o terapeuta vai olhar para o seu cliente e trabalhar o problema apresentado, ou seja, quais são os pressupostos, técnicas e conceitos que nortearão a sua conduta.

Este capítulo pretende apresentar a relação entre os principais conceitos teórico-técnicos da análise psicodramática, da terapia cognitivo-comportamental, da psicanálise e da abordagem humanista. Partimos do pressuposto de que tais abordagens têm certa compatibilidade de conceitos e pressupostos filosóficos em comum. Porém, à medida que nos aprofundamos,

VICTOR R. C. S. DIAS E COLABORADORES

identificamos diferenças importantes. Assim, nosso objetivo, além de diferenciar as abordagens clássicas e a análise psicodramática, é mostrar quanto esta vem se consolidando como campo teórico e técnico no cenário clínico.

O capítulo é dividido em duas partes:

1. Breve histórico da psicologia clínica
2. Principais características das abordagens e sua relação com a análise psicodramática

BREVE HISTÓRICO DA PSICOLOGIA CLÍNICA

Os primórdios da psicoterapia remontam à antiguidade grega. Podemos considerar o filósofo Sócrates como o fundador da psicoterapia. O método socrático consistia em ajudar o interlocutor a encontrar soluções para os seus problemas. Hoje em dia, as vertentes clínicas humanistas claramente se apoiam na ideia de que é mais desejável que o próprio paciente encontre as respostas para seus dilemas existenciais. Ou seja, o indivíduo é visto como o centro e como alguém com capacidade para se autogerir.

Ao tentar compreender o surgimento da psicologia clínica, percebemos uma ligação estreita com a clínica médica. Originalmente, a atividade clínica consistia no exame realizado pelo médico com a finalidade de fazer diagnóstico, prognóstico e prescrição de tratamento. Esse exame acontecia na casa do doente e utilizava como recursos as observações e entrevistas. Hipócrates criou o termo "anamnese" para designar a primeira etapa do tratamento. Palavras como "anamnese", "tratamento" e "diagnóstico" são utilizadas por psicoterapeutas atualmente, o que nos leva a considerar a influência do discurso médico na clínica. Freud, por usa vez, subverte alguns aspectos do modelo médico. Sai da observação e parte para a escuta. Coloca o discurso e o saber do paciente no centro da cena do tratamento; e o paciente passa a ser visto como sujeito da história do seu adoecimento.

Podemos mapear três correntes principais em psicoterapia que se estabeleceram no século 20:

1. as abordagens psicodinâmicas, que enfatizam a importância dos conflitos inconscientes;
2. as abordagens comportamentais, que entendem os comportamentos funcionais e disfuncionais como produtos de aprendizagem;
3. as abordagens humanistas/existenciais/fenomenológicas, que enfatizam a liberdade de escolha.

Considerando essas correntes, foram escolhidas três abordagens para serem correlacionadas com a análise psicodramática: a psicanalítica, a cognitivo-comportamental e a humanista.

PRINCIPAIS CARACTERÍSTICAS DAS ABORDAGENS E SUA RELAÇÃO COM A ANÁLISE PSICODRAMÁTICA

Na análise psicodramática, há uma clara divisão entre a fase cenestésica e a fase psicológica do desenvolvimento. A criança, ao nascer, apresenta o sistema nervoso central (SNC) incompleto, porque uma parte das fibras nervosas está desmielinizada. Consequentemente, isso diminui a velocidade do

Victor R. C. S. Dias e colaboradores

estímulo nervoso. Portanto, o sistema nervoso interoceptivo se sobrepõe aos sistemas nervosos proprioceptivo e exteroceptivo. Conforme ocorre a mielinização das fibras nervosas, estes sistemas vão se desenvolvendo.

Durante os primeiros 2/2,5 anos de vida da criança, as sensações viscerais (sistema nervoso interoceptivo) predominam sobre as sensações de articulações, órgãos do sentido e músculos (sistemas nervosos proprioceptivo e exteroceptivo). Entendemos as sensações viscerais como parte do mundo cenestésico, que confere a sensação básica de existir. Esta se caracteriza por ser uma sensação orgânica e psicológica. A partir dessa sensação é que ocorrerá o desenvolvimento psicológico.

Esse psiquismo inicial é denominado psiquismo caótico e indiferenciado (PCI). À medida que ocorre o desenvolvimento, as sensações fisiológicas e psicológicas vão se desvinculando e ganham contornos diferentes, e o PCI dá lugar ao psiquismo organizado e diferenciado (POD).

Dessa forma, a noção de existir do recém-nascido é o próprio corpo dele, ou o si mesmo fisiológico, sem os pontos de referência de sentimentos (emoções), percepções e explicações. As vivências que ocorrem nos primeiros 2/2,5 anos estão fortemente vinculadas às atividades somáticas não automáticas — por exemplo, alimentação, defecação e micção. Tais vivências vão organizando e diferenciando o psiquismo.

Por isso, na análise psicodramática, dividimos didaticamente o psiquismo em três principais modelos:

1. modelo de ingeridor;
2. modelo de defecador;
3. modelo de urinador.

O contato da criança com o mundo exterior se manifesta inicialmente por meio da alimentação e, num segundo momento, da defecação e da micção. Lembremos que as vivências provenientes do mundo externo são incorporadas e introjetadas com os climas afetivos que ficarão fixados nos modelos.

O ambiente externo é composto por climas inibidores e facilitadores e emitido pelos *cuidadores do bebê*. Por exemplo:

- climas facilitadores: aceitação, proteção e continência;
- climas inibidores: abandono, rejeição, hostilidade, ansiedade, medo etc.

Dependendo dos climas afetivos que forem incorporados, partes do psiquismo não se organizarão totalmente. Assim, restarão áreas de PCI convivendo com POD. Tal convivência é a responsável pela patologia estrutural dos quadros psicopatológicos da análise psicodramática.

Por volta dos 2-2,5 anos, o desenvolvimento dos modelos é finalizado e começa a estruturar-se o conceito de identidade. Na análise psicodramática, identificamos que esse conceito tem início no final da fase cenestésica, com o advento do ego, e ocupa toda a fase psicológica do desenvolvimento. A fase psicológica dura a vida toda do indivíduo. É mais intensa entre os 3 e 18-20 anos. Dividimos a fase psicológica em fase intuitiva (dos 3 aos 6 anos) e fase dedutiva (dos 6 aos 18-20 anos).

O conceito de identidade é o "chão psicológico" do indivíduo e se caracteriza por ser um conjunto de crenças e verdades e a referência para as condutas, os procedimentos e a forma de estar no mundo.

Considerando o exposto, ao correlacionarmos a análise psicodramática com as demais abordagens, entendemos que essa é a única teoria que claramente divide o desenvolvimento psicológico em fase cenestésica e fase psicológica. Compreendemos que as abordagens humanistas, existenciais e fenomenológicas abrangem a fase psicológica. O método fenomenológico surgiu como uma postura crítica ou busca de fundamentos para o conhecimento. Propõe um questionamento às psicologias positivista, objetiva e experimental, que buscavam o conhecimento obsoleto em detrimento da subjetividade. A fenomenologia é um esforço de clarificar a realidade humana, uma vez que propõe uma abertura à experiência e vivência integral no mundo.

Um dos aspectos centrais é a abordagem do fenômeno: aquilo que se revela e que não pode ser considerado independentemente das experiências concretas de cada indivíduo. O foco é apreender o mundo tal qual se apresenta. Nesse sentido, a ação psicoterapêutica não é uma simples descrição do que se vê, mas uma interrogação do todo que aparece. Sua preocupação central é a experiência consciente, e ela visa explorar a consciência imediata. Husserl refere-se à suspensão de qualquer pressuposição teórica como ponto inicial de análise. Entendemos que as abordagens humanistas, em sua essência, abrangem a fase psicológica do desenvolvimento na perspectiva da análise psicodramática. A ênfase está na experiência imediata de si e do outro. Ou seja, elas não enfatizam a doença ou o tratamento, mas sim a relação do indivíduo com o mundo e o modo como o apreende. Esse posicionamento está em conformidade com o conceito de identidade da análise psicodramática — porque, uma vez que desenvolva o conceito de identidade, o indivíduo será capaz de compreender:

- tudo que pensa, sente e percebe sobre si;
- tudo que pensa, sente e percebe sobre as pessoas que o rodeiam desde pequeno;
- como acha que o mundo funciona.

Da mesma forma, entendemos que a teoria cognitivo--comportamental (TCC) abrange a fase psicológica.

Na TCC, entende-se que as percepções, os pensamentos e as crenças têm influência direta sobre o comportamento. Também se considera a inclusão de processos simbólicos, como a percepção e as interpretações de eventos do meio, em um sistema de crenças ou instruções verbais.

Beck e Knapp (2008) consideraram a introspeção, o *insight*, o testar a realidade e a aprendizagem processos cognitivos. O indivíduo é capaz de resolver seus problemas psicológicos corrigindo as concepções falsas, aguçando as discriminações e aprendendo atitudes mais adaptativas.

Diferentemente da análise psicodramática, não menciona os climas afetivos, as vivências da fase cenestésica ou a formação dos vínculos compensatórios, que tamponam o material de PCI, formando a primeira zona de exclusão.

Quando podemos dizer que a criança apresenta uma estrutura egoica e será capaz de resolver seus problemas corrigindo e aguçando as discriminações? Em que momento foi definida? Não encontramos uma resposta clara e objetiva na TCC.

Na análise psicodramática, no final da fase cenestésica, a criança:

- tem uma estrutura egoica, porque consegue integrar o sentir (área corpo), o perceber (área ambiente) e o pensar (área mente);

- adquiriu um "jeitão" familiar e noções básicas de comportamento, sendo plenamente capaz de absorver tudo que puder aprender;
- estruturou a primeira zona de exclusão, e as zonas de PCI estão tamponadas pelo vínculo compensatório;
- apresenta falhas e faltas correspondentes aos modelos (ingeridor, defecador e urinador) que não foram bem estruturados.

A análise psicodramática organiza de forma didática os momentos mais importantes do desenvolvimento psíquico. Por exemplo: dos 3 aos 6 anos (fase intuitiva), a criança incorpora os modelos de pessoas admiradas, respeitadas e amadas que a rodeiam e começa a copiá-los. Assim, este é um conceito extremamente importante, porque, quando se ama alguém, não há como escolher se o modelo que será incorporado é bom ou ruim, se é saudável ou não. Simplesmente é incorporado e fica impresso, virando uma parte do Eu.

A TCC afirma que os problemas psicológicos podem ser resolvidos corrigindo as concepções falsas a partir da aprendizagem de atitudes mais adaptativas. Ora, como corrigir algo que ficou impresso e está vinculado a uma pessoa amada e admirada? A abordagem da TCC responde de forma diferente a essa questão.

Considerando a proposta da análise psicodramática e a divisão do psiquismo, percebe-se que a psicanálise, como expressão das abordagens psicodinâmicas, não diferencia as fases cenestésica e psicológica. Utiliza o conceito de inconsciente, consciente e pré-consciente e, embora fiquemos tentados a estabelecer uma, não há correspondência direta com a teoria da programação cenestésica.

Em comum, percebe-se que tanto a psicanálise quanto a análise psicodramática abarcam:

- o universo relacional;
- o universo relacional internalizado;
- o universo relacional internalizado projetado.

A psicanálise inaugura, no final do século 19, um modo diferente de pensar a clínica do psiquismo. Produz um corte importante, caracterizado pela descrição de sintomas, e propõe uma clínica da escuta, introduzindo o pensamento na psicopatologia na abordagem do sintoma e no fazer clínico. Considerando que a psicopatologia aborda o sofrimento psíquico e que o sintoma tem que ver com a vida de quem o produz, entendemos que o sujeito é incluído em seu sofrimento e, portanto, há uma angústia a ser tratada. Nesse sentido, as duas abordagens apresentam semelhanças.

Na análise psicodramática, quando o processo de busca é ativado, a angústia é um sintoma que emerge de todas as situações conflituosas do indivíduo. Caracteriza-se como a porta de entrada para a pesquisa das falhas e dos bloqueios do desenvolvimento psicológico. Em decorrência dessa postura, a análise psicodramática diferencia os tipos de angústia e o universo no qual se apresenta. Observe-se que a psicanálise não compreende a angústia dessa forma e não estabelece essa diferença. Isso tem várias implicações, entre elas as diferentes posturas do terapeuta diante da angústia do paciente.

São três os principais tipos de angústia na análise psicodramática:

1. *Angústia patológica*: é proveniente do mundo interno e proporcional às vivências do mundo interno. Muitas vezes,

é incompreensível para alguém do mundo externo e para o próprio indivíduo. Diante desse tipo de angústia, o terapeuta não deve compartilhar nem orientar, e sim tratar a angústia utilizando como recurso a pesquisa intrapsíquica.

2. *Angústia existencial*: é inerente ao ser humano e está diretamente associada com a necessidade de estruturar um projeto de vida. Entre o nascimento e a morte, o indivíduo deve organizar no tempo e no espaço o que vai fazer, como vai se posicionar e direcionar sua vida.

É um tipo de angústia que precisa ser resolvida na vida, nas ações e posturas do indivíduo no mundo exterior. É o que a psicanálise chama de "acting out". Na análise psico-dramática, o terapeuta, por sua expertise, pode ajudar o paciente a canalizar suas ações para uma reformulação do seu projeto de vida.

3. *Angústia circunstancial*: é oriunda da relação objetiva do indivíduo com o mundo exterior e, portanto, proporcional à situação de vida. Ou seja, está associada com situações em que a segurança ou integridade física ou psíquica do indivíduo são ameaçadas objetivamente. Nesse caso, o terapeuta, utilizando de sua formação técnica e continência psíquica, pode ajudar o seu cliente a manejar a situação geradora de angústia. De que forma? Clareamento, elaboração do medo, identificação de intenções, conscientização da necessidade de proteção.

Essa diferenciação entre os tipos de angústia é didática. Claramente, elas aparecem juntas e misturadas no discurso do paciente. Entretanto, o essencial é identificar que o tratamento e a postura do terapeuta para cada uma delas devem ser diferentes, haja vista a origem de cada uma.

Observamos que as abordagens citadas anteriormente e correlacionadas com a análise psicodramática não fazem esse tipo de distinção entre as angústias. A leitura equivocada e, consequentemente, o tratamento inadequado podem, em vez de acelerar o desenvolvimento psicológico do cliente, bloqueá-lo ou até direcioná-lo para outros caminhos que não sejam escolhas dele.

Quando o terapeuta trata a angústia existencial ou circunstancial como patológica, entendemos que a terapia se torna extremamente explicativa ou interpretativa e acaba não produzindo mudanças no mundo externo. Esse posicionamento talvez seja uma tentativa de impedir atuações do cliente, mas por vezes pode estimular sua dependência.

Quando o terapeuta compartilha e orienta a angústia patológica como se fosse circunstancial ou existencial, muitas vezes acaba impondo o seu modelo de vida, a sua verdade e as suas soluções para as questões do seu cliente. A análise psicodinâmica identifica que a angústia patológica é oriunda do mundo interno e, por isso, seria inadequado tratá-la como oriunda do mundo externo. O maior problema dessa confusão é que o cliente não aprende a "caminhar com as próprias pernas".

As teorias apresentadas neste capítulo seguiram percursos diferenciados, o que é natural e esperado. Observamos diferenças técnicas e conceituais, porém há pontos de convergência, o que confirma a variedade e a gama de possibilidades no campo da psicologia (ver os quadros comparativos nas páginas 157-159).

Por fim, é importante ressaltar que a articulação de elementos como a teoria da programação cenestésica, a psicopatologia, a pesquisa intrapsíquica, condutas, manejos e técnicas revela o ineditismo da análise psicodramática, principalmente no que se refere à leitura da psicodinâmica do cliente. Como diz Victor Dias, podemos ler muitos livros e ensaios teóricos, mas é muito mais difícil e complexo ler um cliente. Fica o convite!

Quadro 1 — Síntese comparativa entre análise psicodramática, psicanálise, teoria cognitivo-comportamental (TCC) e abordagem humanista

Escola	Análise psicodramática	Psicanálise	Terapia cognitivo-comportamental	Abordagem humanista
Surgimento	Década de 1980	Século 19	Década de 1960	Década de 1950
Proponentes	Victor R. C. S. Dias	Sigmund Freud	Aaron Beck	Carl Rogers e Abraham Maslow
Objeto de estudo	Resgate de material psíquico da segunda zona de exclusão e da primeira zona de exclusão.	Processos inconscientes e fenômenos da vida psíquica.	A natureza e a função dos aspectos cognitivos, ou seja, o processamento de informação que é o ato de atribuir significado a algo. Estabelecer a relação entre pensamento, sentimento e comportamento.	Explorar o potencial humano visando o alcance da autorrealização.
Método proposto	Pesquisa intrapsíquica	Associação livre	Análise do comportamento e reformulação do sistema de esquemas e crenças	Terapia centrada na pessoa

Quadro 2 — Principais características da análise psicodramática, da psicanálise, da terapia cognitivo-comportamental (TCC) e da abordagem humanista

Escola	Análise psicodramática	Psicanálise	Terapia cognitivo-comportamental	Abordagem humanista
Como lida com a angústia?	Identifica e diferencia em angústias: patológica, existencial e circunstancial.	A angústia é um precipitador do recalcamento. É um afeto e, portanto, está localizada no mundo interno. Em algumas situações, pode ser externalizada. Nesse sentido, é a abordagem que mais se aproxima do conceito de angústia patológica.	Auxilia o indivíduo a aprender novas estratégias para atuar no ambiente de forma a promover mudanças necessárias. Nesse sentido, aborda a angústia circunstancial.	A angústia é abordada numa visão filosófica, a qual assinala que as sensações típicas da angústia se manifestam diante da responsabilidade do homem por si mesmo, por suas ações e escolhas. Nesse sentido, aborda a angústia circunstancial.
Objetivos	Facilitar a resolução das angústias e vincular o material manifesto ao latente.	Facilitar a resolução das angústias.	Identificar a forma como o indivíduo interpreta acontecimentos e situações diárias.	Enfatizar o papel do sujeito como o principal elaborador do conhecimento humano. Dar ênfase ao crescimento que dela resulta, centrado no desenvolvimento da personalidade do indivíduo, na sua capacidade de atuar como uma pessoa integrada.

Abrangência da psicoterapia	Fase cenestésica e fase psicológica.	Fase psicológica.	Fase psicológica.	Fase psicológica.
Defesas	São diferenciadas em oito categorias: distúrbios funcionais, defesas conscientes, defesas de somatização, defesas projetivas, defesas intrapsíquicas neuróticas, defesas intrapsíquicas esquizoides, defesas intrapsíquicas psicóticas e defesas dissociativas.	São entendidas como subterfúgios criados pelo ego diante de determinadas situações, com o objetivo de proteger a pessoa de prováveis dores, sofrimentos e decepções. O ego cria estratégias, de forma não consciente, para proteger o indivíduo de uma potencial ameaça. São nove defesas: recalque/repressão, negação, racionalização, formação reativa, regressão, deslocamento, projeção, isolamento, sublimação.	Não nega as defesas descritas pela psicanálise, mas atua na reestruturação cognitiva, ou seja, centra-se em reconhecer e modificar esquemas e pensamentos automáticos desadaptativos.	Não são mencionadas. As peças-chave no processo psicoterapêutico são: a consideração positiva incondicional, a empatia e a congruência. O psicoterapeuta não faz uso de técnicas nem do diagnóstico como ferramentas, não trabalha com testes, não tutela, não estimula, não tranquiliza e não conforta, assim como não busca causas.

8. O manejo psicodramático da defesa de personagens

Victor R. C. S. Dias

A psiquiatria clínica faz um diagnóstico de transtorno dissociativo de identidade (TDI), ou transtorno de personalidades múltiplas, em que o indivíduo se comporta como se fosse duas ou mais pessoas. Na análise psicodramática, entendemos esse comportamento como um mecanismo de defesa utilizado tanto por indivíduos com a patologia esquizoide como por aqueles com a patologia de ingeridor.

Os esquizoides e os ingeridores utilizam o mesmo mecanismo de defesa de personagem, porém com uma psicodinâmica diferente.

Os esquizoides utilizam a defesa para que, numa relação com o outro, não exista um contato direto com o próprio Eu. Dessa forma, *os personagens ficam interpostos entre o verdadeiro Eu do esquizoide e os outros* — o verdadeiro Eu fica fora da relação. Utilizando a linguagem da análise psicodramática, *durante uma relação os personagens ficam entre o verdadeiro Eu (Eu observador + Eu operativo) e o objeto da relação.*

Os ingeridores utilizam a defesa projetando nos personagens os conteúdos (sentimentos, pensamentos, intenções, percepções etc.) que estão proibidos de entrar em contato com o verdadeiro Eu, ou seja, os conteúdos evitados. Assim, o ingeridor evita o contato com esses conteúdos projetando-os nos personagens. Os outros não identificam esses conteúdos no indivíduo, pois eles fazem parte do personagem.

Dessa maneira, a *defesa de personagens* funciona como um mecanismo de evitação de contato com o verdadeiro Eu do indivíduo — nos esquizoides, *interpondo-se entre o verdadeiro Eu e o objeto da relação*; nos ingeridores, *sendo depositários dos conteúdos evitados, que, assim, não entram em contato com o verdadeiro Eu.*

Lembremos que a patologia esquizoide ou apenas núcleos esquizoides são resultados da presença intensa de climas afetivos inibidores emitidos pela mãe durante a fase intrauterina. Esses climas afetivos inibidores, dos quais os principais são os de hostilidade e de indiferença da mãe em relação ao feto, imprimem no psiquismo uma marca de não acolhimento — o que, na fase psicológica, vai se manifestar como uma sensação de não pertencimento, de não ter os mesmos direitos de existir que as outras pessoas.

Costumo comparar o indivíduo esquizoide ou com presença significativa de núcleos esquizoides com um "penetra na festa" — a festa é a vida e o penetra é o esquizoide, que tem a sensação de não fazer parte. Ele passa a ser, então, um "penetra na vida".

Essa sensação de não pertencimento, presente no nascimento, interfere no desenvolvimento cenestésico dos modelos de ingeridor, defecador e urinador, fazendo que o indivíduo viva se sentindo ameaçado ou só no mundo. Dessa forma, o contato com o outro é sempre uma situação temida pelo esquizoide.

Isso produz uma cisão no Eu desse indivíduo, que dividimos em Eu observador e Eu operativo. O Eu operativo é a parte que estabelece os contatos com o mundo externo, ao passo que o Eu observador é a parte que fica resguardada.

Devemos realçar que essa divisão entre o Eu observador e o Eu operativo *só ocorre quando o indivíduo está em relação com o outro*. Quando ele está fora de relação (sozinho), está em contato com seu *verdadeiro Eu*.

Dessa forma, ele nunca está totalmente inteiro numa relação. Ficar totalmente inteiro nas relações lhe gera um medo de que o *seu Eu acabe por se fundir com o Eu do outro*. Chamamos isso de *contato fusional*.

Para evitar esse contato fusional, que é terrivelmente angustiante, o esquizoide lança mão de mecanismos de defesa intrapsíquicos: sistemas de personagens, robotização, petrificação/coisificação e mecanismos contrafóbicos.

Lembremos que a patologia do ingeridor é resultante de climas afetivos inibidores que ocorrem no contato entre o bebê e a mãe ou cuidadora. Esses climas impedem que uma cota de psiquismo caótico e indiferenciado (PCI) se transforme em psiquismo organizado e diferenciado (POD), gerando uma zona de psiquismo caótico e indiferenciado (zona de PCI). É nessa zona de PCI que vai sendo depositado o *material excluído da segunda zona de exclusão*, o qual é constituído de vivências (sentimentos, pensamentos, intenções, percepções etc.) que ficam fora do conceito de identidade do indivíduo. O *material excluído não pode entrar em contato com o conceito de identidade*.

Na medida em que esse material excluído é projetado nos personagens, ele se manifesta, mas não faz parte do conceito de identidade.

Nosso foco, neste capítulo, é o manejo psicoterápico do *mecanismo de defesa do sistema de personagens*, tanto nos esquizoides como nos ingeridores.[1]

A *defesa de personagens* é um mecanismo em que o indivíduo cria e desenvolve personagens que são utilizados como substitutos do verdadeiro Eu. Dessa forma, ele utiliza um personagem (Eu substituto) para se relacionar conforme as circunstâncias. Esse ou esses personagens passam a ter vida própria, e o indivíduo chega ao ponto de não mais conseguir diferenciar seu verdadeiro Eu dos Eus substitutos. Isso gera grande confusão de identidade, falta de identificação consigo e alterações às vezes bruscas de comportamento.

Esses personagens podem ter origens variadas: podem ser pessoas do convívio do indivíduo, personagens históricas, como uma rainha, ou ainda um general, um alto executivo, uma faxineira, uma freira etc. Podem também ser uma criação do próprio indivíduo (quando ele cria, nomeia e desenvolve um personagem de acordo com seus próprios valores) ou, ainda, um personagem figurativo, como o diabo, um alienígena, um anjo etc.

Nos quadros esquizoides, os personagens servem para mascarar e encobrir o verdadeiro Eu nas relações do indivíduo com os outros. Nos ingeridores, são depositários de uma série de conteúdos emocionais e psicológicos que não são aceitos no seu conceito de identidade. Independentemente do tipo de personagem que o indivíduo utiliza, o que é de fundamental

---

1 Para ter uma visão global sobre o quadro do esquizoide, ver o volume II desta coleção (2008).

importância são *os seus sentimentos e comportamentos que foram projetados e incorporados no personagem.*

Em geral, os sentimentos e comportamentos projetados nos personagens são aqueles que o indivíduo não pode ou não ousa assumir, por repressão ou censura, ou os que ele gostaria muito de ter, mas não consegue. Por exemplo: Mariana, cordata, tímida e recalcada, tem uma personagem chamada Júlia, que é sedutora, agressiva e desbocada. João, subalterno e pobre, tem um personagem chamado Dom Henrique, que é nobre, importante e muito rico. Pedro, muito religioso e contido, tem como personagem o diabo, que quando está com ele o torna devasso e ousado. Beth é agressiva, egoísta e prepotente, mas sua personagem, madre Francisca, é doce, solícita e extremamente generosa. E assim por diante.

A utilização do personagem *não é uma atitude deliberada*, embora possa ser consciente ou parcialmente consciente. O personagem acaba fazendo parte do comportamento do indivíduo, e lhe permite expressar sentimentos e comportamentos que, no fundo, podem ser até desejados, mas na verdade encobrem seu verdadeiro Eu.

Poderíamos imaginar que a utilização dos personagens seja uma atitude gratificante, mas na realidade não o é. As reações dos outros, boas ou não tão boas, vão para o personagem e não para o indivíduo, que continua com seus medos e sua solidão, porque *o personagem não está integrado no verdadeiro Eu.*

O manejo terapêutico nos esquizoides consiste em identificar o personagem e sua função e, posteriormente, eliminá-lo das relações. Já o manejo terapêutico nos ingeridores consiste em identificar o personagem e todas as suas características e trabalhar no sentido do integrar essas características no verdadeiro Eu do nosso cliente.

MANEJO PSICODRAMÁTICO DAS DEFESAS DE PERSONAGENS NOS ESQUIZOIDES

Uma vez identificada a utilização de personagens durante a psicoterapia, devemos:

- explicar ao cliente a função deste ou destes personagens;
- colocar o cliente no papel de observador e utilizar a técnica do espelho da relação para que ele possa observar o personagem na relação com o terapeuta (nesta técnica, o cliente é colocado no papel de observador e o terapeuta faz o papel do personagem, falando em direção a uma almofada, que fica no papel do terapeuta);
- o cliente, ao observar a interação entre o personagem (interpretado pelo terapeuta) e o terapeuta (representado por uma almofada) e comentá-la, terá a oportunidade de se relacionar com o terapeuta, tanto por meio de seus

Figura 1 – Manejo das defesas de personagens do esquizoide.

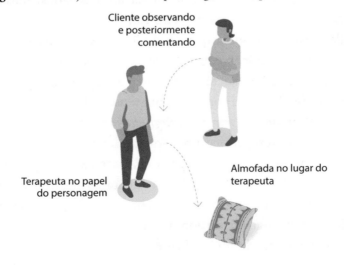

comentários (verdadeiro Eu) como por meio de seu personagem (interpretado pelo terapeuta). Isso possibilita que ele tenha uma melhor avaliação crítica do próprio comportamento e, desse modo, consiga diminuir a utilização do personagem, reforçando a interação com seu verdadeiro Eu.

MANEJO PSICODRAMÁTICO DAS DEFESAS DE PERSONAGEM NOS INGERIDORES

Como vimos, a defesa de personagem do ingeridor apresenta uma psicodinâmica diferente da do esquizoide. No personagem do ingeridor, são projetados todos os conteúdos que estão proibidos de serem assimilados pelo conceito de identidade (POD) do cliente. Diferentemente do manejo da defesa de personagem do esquizoide, cuja estratégia psicoterápica é a de "tirar o personagem que está entre o cliente e o terapeuta", no ingeridor a estratégia psicoterápica é possibilitar que o cliente entre em contato e posteriormente assimile os conteúdos projetados no personagem.

O trabalho psicoterápico obedece aos seguintes passos:

1. O personagem é concretizado no *setting* terapêutico. Isso pode ser feito colocando uma almofada a uma distância intermediária entre o cliente e o terapeuta, de modo que esses três pontos formem um triângulo.

2. O terapeuta entrevista o cliente sobre os conteúdos e comportamentos do personagem utilizando a técnica do espelho que retira, até que este fique bem caracterizado. Dessa forma, todo o conteúdo projetado fica bem identificado.

3. O terapeuta entrevista o cliente sobre suas opiniões, conceitos e avaliações das características do personagem, também utilizando a técnica do espelho que retira, até que esses conteúdos fiquem bem identificados. Assim, já temos uma divisão entre conceitos aceitos pelo cliente e conceitos rejeitados e projetados no personagem.

4. O terapeuta convida o cliente a assumir o papel do personagem e coloca uma almofada no lugar do cliente. Em seguida, começa a entrevistá-lo, explorando todos os pontos de vista e as justificativas do personagem, também por meio da técnica do espelho que retira. Dessa forma, o cliente, no papel do personagem, pode explorar e entender melhor esses conteúdos que foram projetados.

5. O terapeuta pede ao personagem (representado pelo cliente) que fale diretamente para o cliente (representado por uma almofada) sobre todo o material que foi levantado e suas justificativas.

6. O terapeuta pede ao cliente que volte para o seu lugar e comente sobre as justificativas e intenções do personagem, que novamente é representado pela almofada. Uma vez identificado o material, pede que o cliente fale (cena de descarga) todas as suas impressões e conclusões para o personagem (almofada).

7. A partir desse momento, o terapeuta pode iniciar uma conversa entre o cliente e o personagem na tentativa de conseguir algum tipo de aceitação e acordo entre eles.

8. A expectativa desta estratégia psicoterápica é que dessa conversa possa surgir alguma flexibilização entre os conceitos do cliente (conceito de identidade) e os conceitos projetados no personagem, possibilitando integrar

partes ou até mesmo o todo dos conceitos projetados dentro do conceito de identidade do cliente.

Nos quadros delirantes, muitas vezes encontramos referências a personagens como "o espírito santo", "o demônio", "o ladrão de pensamentos", "os perseguidores da CIA", entre muitos outros. Esses personagens não têm a função dos personagens dos quadros esquizoides, que é a de evitar o contato direto entre o indivíduo e o mundo externo, nem a função dos personagens nos quadros de ingeridores, que é a de serem depositários de conteúdos evitados pelo Eu do cliente.

Nos esquizofrênicos, os personagens são uma tentativa de discriminar os conteúdos internalizados (ou seja, oriundos do mundo externo) daqueles ligados ao mundo interno e ao verdadeiro Eu.

Nesses casos, o trabalho psicodramático deve ser feito da seguinte forma:

1. Identificar os personagens citados, suas características e suas funções e intenções.
2. Concretizar cada personagem com almofadas.
3. Utilizar a técnica do espelho que retira e apontar para a almofada (representante do personagem) cada vez que ele surja no conteúdo do espelho.
4. Com base nos comentários, tentar identificar esses personagens com pessoas ou situações de vida do cliente (discriminação).

Figuras 2 a 5 – Defesa de personagens nos ingeridores.

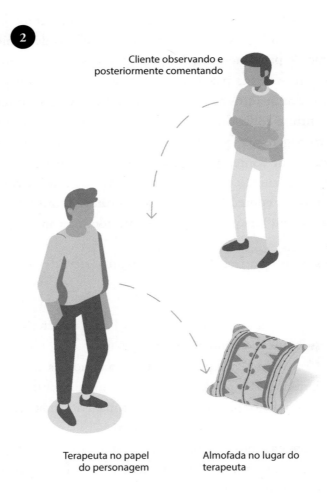

PSICOPATOLOGIA E PSICODINÂMICA NA ANÁLISE PSICODRAMÁTICA

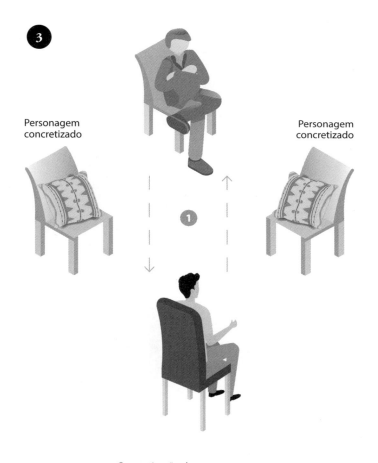

Concretização dos personagens
① Terapeuta entrevistando o cliente na presença concretizada dos personagens

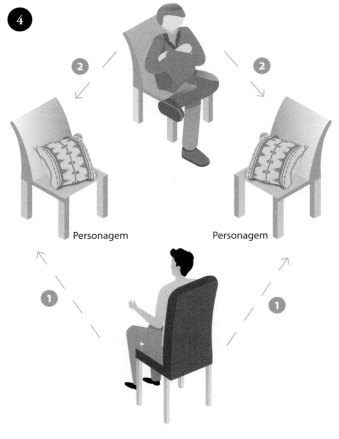

Avaliação do ou dos personagens
① Cliente se dirigindo aos personagens
② Terapeuta fazendo espelho da fala do cliente com os personagens

Psicopatologia e psicodinâmica na análise psicodramática

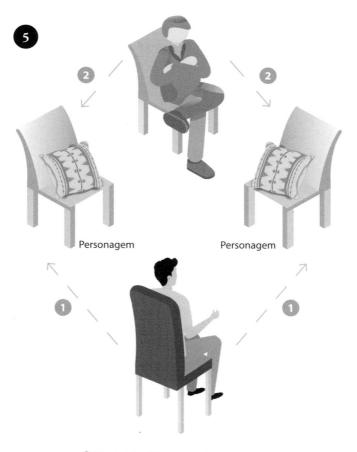

❶ Cliente identificando pontos em comum dele com os personagens
❷ Terapeuta fazendo espelho e destacando os pontos em comum entre personagens e cliente

9. A abordagem da identidade sexual indiferenciada nos adolescentes

Victor R. C. S. Dias

Como vimos no capítulo 2, os adolescentes atuais apresentam, com cada vez mais frequência, uma identidade sexual indiferenciada. Em nossos dias, além da diminuição do preconceito contra relações homossexuais e da maior tolerância da sociedade perante esses assuntos, existe também uma diferenciação bem menor entre "coisas de homem" e "coisas de mulher". Essa diferenciação era bastante intensa até três gerações atrás e vem diminuindo de maneira acentuada. Isso causou uma menor diferenciação entre os modelos masculinos e femininos preexistentes.

Lembremos que a identidade sexual é resultante da fusão entre os modelos (masculino ou feminino) preexistentes e os modelos (masculino ou feminino) idealizados. Dessa forma, entendemos que a identidade sexual indiferenciada não resulta de um bloqueio no desenvolvimento da identidade sexual do adolescente, mas constitui apenas uma dificuldade para diferenciar os modelos preexistentes.

Embora exista menos preconceito e maior tolerância social, o próprio jovem se sente perdido, incomodado e até mesmo angustiado com essa indiferenciação na sua identidade sexual. Ele se pergunta: "Afinal, o que eu sou?"

Na análise psicodramática, a abordagem psicoterápica que adotamos nesses casos é promover uma aceleração no processo de diferenciação da identidade sexual, revendo os principais modelos preexistentes e os principais modelos idealizados, utilizando a técnica do átomo em forma de tribuna.

O átomo em forma de tribuna consiste em nomear os participantes da tribuna e fazer que o cliente assuma o papel de cada um desses participantes, entrevistando-o em cada papel. Recomendamos que se façam três passagens pela tribuna (uma cadeira diferente escolhida como tribuna) e, a cada passagem, a entrevista é modificada da seguinte maneira:

Primeira entrevista (primeira passagem pela tribuna) — o cliente assume o papel do primeiro personagem, fala um pouco sobre os assuntos familiares e depois manifesta suas opiniões a respeito do cliente, que foi substituído por uma almofada. Esse mesmo formato é repetido para os outros elementos. Suponhamos que escolhemos três modelos preexistentes e três modelos idealizados. Todos, inclusive os idealizados, devem ser entrevistados, primeiro falando um pouco sobre si e depois sobre o cliente, que, durante todo o processo, é representado por uma almofada. A entrevista é sempre conduzida pelo terapeuta.

Segunda entrevista (segunda passagem pela tribuna) — o cliente assume o papel de cada um dos personagens, na mesma ordem sequencial da primeira passagem. Cada personagem faz comentários e avaliações sobre o que os demais falaram na primeira passagem. Chamamos esse processo de fazer os personagens "conversarem" entre si. O cliente desempenhará todos os papéis, inclusive dos modelos idealizados (nosso foco é a idealização que o cliente faz do personagem), enquanto ele mesmo continua sendo representado por uma almofada. Os personagens idealizados podem ser pais ou mães de amigos, artistas (Daniela Mercury, Angelina Jolie, Brad Pitt etc.), jogadores (Cristiano Ronaldo, Neymar etc.), personagens (Homem-Aranha, Mulher-Gato) etc.

Terceira entrevista (terceira e última passagem pela tribuna) — o cliente assume o papel de cada um dos personagens, na mesma ordem sequencial das duas passagens anteriores. Cada personagem, depois de falar e ouvir o que todos os outros disseram, aconselha o cliente sobre o que este deve fazer e como deve se comportar. Essa fala é feita pelo cliente no papel de cada personagem, dirigindo-se à almofada que o representa.

Figura 1 – Átomo em forma de tribuna.

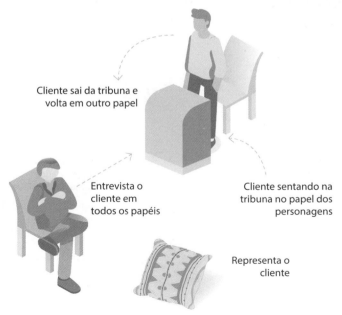

Nesse ponto, interrompemos a tribuna e o cliente volta para o próprio papel. Em seguida, iniciamos os comentários sobre o material que foi levantado. Às vezes podem aparecer bloqueios ou conflitos em relação a um ou mais dos personagens vivenciados. Nesses casos, o terapeuta deve trabalhar os bloqueios ou conflitos nas sessões subsequentes.

Depois de algumas sessões trabalhando todo o material levantado, fazemos o encerramento da tribuna, da seguinte maneira:

O cliente assume o próprio papel. O terapeuta coloca, em forma de almofada, cada um dos personagens (tanto os modelos preexistentes como os idealizados), para que o cliente possa dizer a eles suas próprias avaliações e conclusões. Após essas falas, damos por encerrado o trabalho de revisão dos modelos.

Figura 2 – Finalização do átomo em forma de tribuna.

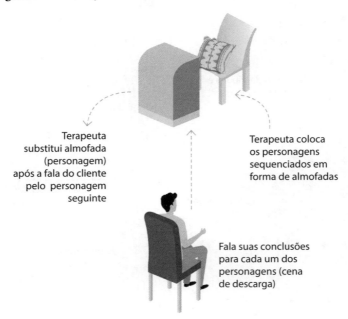

Lembremos que devemos trazer para a tribuna, numa primeira sessão, tanto os modelos preexistentes masculinos como os modelos idealizados masculinos; e, em outra sessão, com outra tribuna, tanto os modelos preexistentes femininos como os modelos idealizados femininos. Dessa forma, cobrimos a revisão da identidade sexual masculina e feminina de adolescentes de ambos os sexos designados no nascimento.

A técnica do átomo em forma de tribuna — que inclui, numa primeira etapa, as três passagens com entrevistas diferentes e, numa segunda etapa, o cliente emitindo suas conclusões para os modelos — pode e deve ser utilizada quando queremos trabalhar as dinâmicas de bloqueios sexuais ou quando o Eu do cliente está muito fragilizado ao abordar as divisões internas com figura internalizada em bloco (FIB) ou com figura internalizada prevalente (FIP). Nesses casos, a revisão dos modelos visa a reorganizar e fortalecer o Eu.

10. As técnicas de espelho na análise psicodramática

Ana Elisa Barbosa de Carvalho Fernandes

A primeira sessão psicodramática aconteceu em 1º de abril de 1921 no Komödien Haus, um teatro dramático em Viena. Naquela noite, Jacob Levy Moreno apresentou-se sozinho, sem peça nem elenco, perante uma plateia de mais de mil pessoas. Quando a cortina foi levantada, havia apenas uma poltrona de pelúcia vermelha, de espaldar alto e armação em talha dourada, como o trono de um rei. No assento da poltrona, observava-se uma coroa dourada.

Em termos psicodramáticos, pode-se considerar que Moreno tinha, sim, um elenco e uma peça: o elenco era o público, e a peça era o enredo envolto pelos acontecimentos históricos, em que cada um desempenhava um papel real na Viena do pós-guerra.

O que introduziu o psicodrama não foi uma obra escrita, mas sim as repetidas sessões públicas dirigidas por Moreno. Houve sessões para grupos maiores ou menores em jardins, ruas, teatros, unidades militares, prisões e hospitais. A obra escrita foi posterior. Sendo assim, entende-se que o psicodrama foi uma criação pessoal de Moreno e, por isso, compreender parte de sua autobiografia pode lançar mais luz sobre o nascimento dessa abordagem.

Ao todo, são 371 as técnicas mencionadas por Moreno. Podem ser divididas em três tipos principais:

1. Técnicas históricas: teatro espontâneo e jornal vivo.
2. Técnicas clássicas: duplo, espelho e inversão de papéis.
3. Técnicas derivadas: solilóquio, maximização, realidade suplementar, interpolação de resistência, entre outras.

Para Moreno, o espelho é proveniente da matriz de identidade e está localizado na segunda fase.

Primeira matriz: identidade total – duplo (ego auxiliar – mãe)

Segunda matriz: reconhecimento do Eu (reconhece-se no espelho)

Terceira matriz: reconhecimento do Tu (inversão de papéis)

Entende-se que este é o *locus nascendi* das três técnicas clássicas morenianas:

1. Duplo
2. Espelho
3. Inversão de papéis

Duplo

A partir do nascimento, a criança vive uma experiência de totalidade, ou seja, ela não se diferencia das pessoas ou das coisas e não consegue, sozinha, satisfazer suas necessidades. Por isso, precisa do auxílio de um adulto que esteja sintonizado com ela a ponto de saber identificar suas necessidades e atendê-las.

Portanto, a criança precisa de um "eu auxiliar", seu "eu duplicado". Nesse sentido, precisa de um "duplo" que providencie a satisfação de suas necessidades. Essa é a origem da **técnica do duplo** criada por Moreno. Trata-se de falar pelo paciente e até mesmo manifestar-se corporalmente como se fosse ele, expressando pensamentos, sentimentos e intenções que, por algum motivo, o paciente não consegue perceber ou expressar.

Espelho

Na segunda etapa do desenvolvimento da criança, ocorrem a diferenciação entre o Eu e o Tu e, ao mesmo tempo, o reconhecimento de si. Os processos de percepção de si e do outro acontecem simultaneamente porque, ao se perceber, a criança percebe o outro, que, por sua vez, espelha o comportamento dela. É nessa fase que a criança concretamente se olha no espelho e diz "nenê". Com base nisso, Moreno criou a técnica do espelho, que consiste em reproduzir a fala e o comportamento do paciente para que ele se veja. Assim, o paciente se coloca numa posição de observador de si mesmo e, de outra perspectiva, pode avaliar seus comportamentos, pensamentos, sentimentos, percepções e intenções sobre os fatos e/ou situações.

É importante ressaltar que o protagonista exerce o papel de espectador, e não de participante. Portanto, não se trata de treino de papel. O observador se olha no espelho psicológico e vê a si mesmo.

Inversão de papéis

Na terceira etapa do desenvolvimento psicológico, de acordo com Moreno, a criança reconhece o Tu. Ela consegue se colocar no lugar do Tu e aceita que ele se coloque em seu lugar. Em outras palavras, a criança consegue desempenhar o papel do outro e aceita que o outro desempenhe o seu papel. Esta é a origem da técnica que foi nomeada por Moreno de **inversão de papéis**. O objetivo é que, ao ser capaz de identificar e diferenciar-se do Tu, o paciente consiga trocar de papel com o outro e avaliar situações e/ou fatos a partir da visão do outro. Essa capacidade ampliaria o fator tele (empatia de mão dupla).

Para aplicar as técnicas, Moreno utilizava egos auxiliares e sempre trabalhava no contexto grupal. O psicodrama não foi criado para ser utilizado no contexto bipessoal ou para um trabalho processual. Sendo assim, não observamos, em sua teoria, a abordagem de aspectos intrapsíquicos, defesas intrapsíquicas, vínculos compensatórios e demais defesas. Observam-se diversas lacunas.

Em 1994, Victor Dias publicou pela primeira vez uma teoria do desenvolvimento, com base nos estudos sobre o núcleo do Eu, do professor Jaime G. Rojas-Bermúdez, nas teorias de Moreno, em observações de Fonseca Filho a respeito da matriz de identidade, em suas próprias observações clínicas e nas influências de outros autores. Victor Dias batizou essa teoria de **teoria da programação cenestésica** e, com a sistematização dos procedimentos clínicos daí advindos, surgiu como resultado a **análise psicodramática**.

Desde essa época, Victor Dias tem acrescentado uma série de conceitos novos e reformulado os já existentes. Diferentemente do psicodrama clássico, a análise psicodramática visa o trabalho processual na forma bipessoal, utilizando como método a pesquisa intrapsíquica. Considerando que o psicodrama clássico foi se confirmando uma abordagem mais apropriada para trabalhar aspectos relacionais nos grupos sociais e que promove uma descarga horizontal, a preocupação de Victor Dias foi a de encontrar meios mais eficazes para manter o aquecimento necessário e a ferramenta adequada para a abordagem do mundo interno do cliente, a fim de acelerar a pesquisa intrapsíquica.

Dividimos as técnicas em espelhos propriamente ditos e espelhos com técnicas acopladas. São eles:

a. Espelhos: espelho que retira, espelho físico, espelho desdobrado e espelho da relação.
b. Espelhos com uma ou mais técnicas conjugadas: espelho com cena de descarga; cena de descarga direta; espelho com duplo; espelho com questionamento; espelho com maximização; espelho que aponta; espelho que reflete.

A seguir, apresenta-se a descrição das técnicas dos espelhos e suas variações propostas por Victor Dias:

Espelhos

ESPELHO QUE RETIRA

Caracteriza-se pela repetição da fala do paciente privilegiando o conteúdo.

Objetivo: diminuir a mobilização da defesa por meio da aceitação do material excluído e elaborar os conteúdos surgidos.

Indicação: quando se observa, no *setting*, a existência de defesa intrapsíquica; como técnica de pesquisa (anamnese). Essa técnica pode ser utilizada na fase 1 (angústia); na fase 2 (situação de vida não resolvida); no questionamento do material justificado e nas divisões internas.

Manejo: o terapeuta assume o papel do cliente e repete a fala dele. Deve falar em direção a uma almofada, cadeira vazia etc. É importante ressaltar que não deve olhar diretamente para o cliente. Este fica no papel de observador. Após finalizar, o terapeuta deve pesquisar as associações, os sentimentos e as lembranças acionados pelo cliente durante a observação da técnica. Pode-se escolher a fala inteira, se não for muito extensa, ou apenas espelhar os trechos mais importantes. O foco é o conteúdo, e não os aspectos físicos. Esta técnica pode ser utilizada diversas vezes ao longo da sessão, até surgir o conteúdo desejado.

Consigna: "Vou continuar a nossa conversa utilizando uma técnica de entrevista chamada de espelho. É uma técnica simples em que vou tentar repetir o que você falou, mas como se eu fosse você, e o terapeuta será aquela almofada. Enquanto eu estiver falando, evite me interromper; solte a cabeça e deixe que surjam associações, lembranças, sentimentos ou qualquer coisa que apareça, e depois me conte. Nas primeiras vezes em que se aplica esta técnica, pode dar um branco e não vir nada. Se isso ocorrer, não se preocupe, porque depois começa a vir".

Efeitos desejados:

- Na defesa intrapsíquica instalada no *setting*: a defesa intrapsíquica, segundo Dias (1994, p. 147), pode ser comparada a um escudo que o cliente utiliza para se proteger. O terapeuta retira esse escudo com o espelhamento e o paciente coloca outro escudo, que por sua vez é retirado pelo terapeuta e assim por diante, até surgir o material excluído.

- Na fase de questionamento: o cliente é colocado como observador das suas justificativas. O espelhamento

PSICOPATOLOGIA E PSICODINÂMICA NA ANÁLISE PSICODRAMÁTICA

lhe dará condições de questionar a validade ou não dessas justificativas. Assim, entrará na fase do auto-questionamento.

* Para pesquisar dados da vida do cliente: à medida que o cliente ouvir a própria fala, conseguirá fazer associações, acessar lembranças, pensamentos, percepções e intenções de diversas situações da sua vida. Ressalta-se que é um modo mais produtivo do que a anamnese para pesquisar sua vida.

* Para elaborar os conteúdos que emergirem durante a pesquisa intrapsíquica. A técnica propicia a elaboração dos conteúdos. Utiliza-se principalmente na depressão de constatação ou nos conteúdos de constatação.

Erros mais comuns: olhar diretamente para o cliente (lembre-se de que ele deve ficar no papel de observador e de que não utilizamos a neurose transferência como técnica); tentar repetir o que o cliente acabou de falar como se fosse o roteiro de uma peça de teatro (na técnica do espelho, o importante é que o terapeuta internalize o cliente).

ESPELHO FÍSICO

Busca evidenciar os aspectos emocionais que aparecem no corpo, nas atitudes e no comportamento do cliente.

Objetivo: ampliar a percepção do cliente para observar tiques, comportamentos, atitudes corporais, entonação de voz etc.

Indicação: todas as fases da pesquisa intrapsíquica, em especial na concretização do conflito e no questionamento do material justificado.

Manejo: o espelho físico é feito dentro do espelho que retira; o terapeuta passa a espelhar os aspectos não verbais, tais como comportamentos, tiques ou atitudes que acredita ser necessário ressaltar. É de suma importância adicionar uma consigna específica para o espelho físico a fim de que não haja constrangimento: o terapeuta deve avisar que vai imitar alguns comportamentos ou atitudes para que o cliente possa se observar.

Consigna: "Vou utilizar novamente a técnica do espelho, mas vou acrescentar alguns aspectos que considero importantes para que você se avalie. Vou imitar um pouco o seu jeito de se expressar (jeito dramático, no caso de defesa histérica, ou o intenso balanço das pernas, ou os braços cruzados)".

Efeitos desejados:
- Situações em que a angústia patológica se manifesta corporalmente, como tiques, agitações motoras, jeito de sentar-se, cruzar os braços, jeito de olhar etc.
- No discurso dramático da defesa histérica presente no *setting*.
- Ampliação da percepção do cliente e questionamento da origem emocional das manifestações corporais.

Muitas vezes, o espelho que retira e o espelho físico são utilizados ao mesmo tempo.

Erros mais comuns: tentar imitar a pessoa fielmente e ficar caricato; não avisar ao usar o espelho físico, fazendo que o cliente se sinta exposto.

ESPELHO DESDOBRADO

É a técnica de escolha que evidencia as divisões internas do cliente.

Objetivo: identificar uma divisão interna quando há dois ou mais argumentos diferentes no discurso.

Indicação: técnica utilizada na divisão interna neurótica, quando há figura internalizada em bloco, núcleo esquizoide e esquizofrênico.

Manejo: o terapeuta espelha os dois lados, esclarecendo que há dois lados (ou mais) argumentando dentro da sua fala. No caso das divisões neuróticas, pode dizer, por exemplo, que há dois lados: Ana × Aninha. Ou ainda, no caso das figuras internalizadas em bloco, pode dizer que um dos lados é o cliente e o outro é um conselheiro. Por exemplo: Ana × Ana brochadora ou Ana × Ana opressora. No caso do núcleo esquizoide, o terapeuta identifica que é a Ana falando sobre a Ana (Eu observador × Eu operativo).

Consigna: "Vou trabalhar com a técnica do espelho, mas vou destacar dois lados que identificamos. Veja o que lhe ocorre e verifique se por acaso o faz lembrar alguém".

Efeitos desejados:

▶ Distinguir o Eu dos conteúdos internalizados.

▶ Separar o Eu da FIB.

▶ Diminuir o medo de estar no *setting* com o Eu observador e com o Eu operativo concomitantes.

▶ Aumentar a confiança no conceito de identidade, diferenciando os Eus mutuamente excludentes.

Erros mais comuns: não identificar e clarear os lados de forma adequada.

Espelho da relação

É o espelho que retira com foco na relação que se estabelece entre o cliente e o terapeuta.

Objetivo: auxiliar o cliente, no papel de observador, a avaliar a relação que está estabelecendo com o terapeuta.

Indicação: esta técnica pode ser utilizada em todas as fases da pesquisa intrapsíquica, principalmente com clientes que têm defesas na área ambiente (fóbicas, contrafóbicas, psicopáticas e de atuação).

Manejo: o paciente fica no papel de observador e o terapeuta assume o papel do cliente, falando para o terapeuta representado por uma almofada. Espelha a relação cliente-terapeuta referente ao conteúdo trazido por ele. O cliente deve avaliar a relação que está estabelecendo com o terapeuta.

Consigna: "Vou fazer um espelho de você falando comigo (almofada). Tente identificar o que está acontecendo ou o que está sentindo".

Efeitos desejados:

▶ Ampliar a percepção do cliente e o manejo de defesas da área ambiente.

Espelho com técnicas conjugadas

Cena de descarga

É uma técnica sistematizada e desenvolvida por Victor Dias. Pode ser utilizada em repetidas queixas presentes no *setting* relacionadas a alguém, sobre uma situação que nunca tenha acontecido e que talvez não venha a acontecer na vida do cliente.

Possibilita a descarga de falas e sentimentos do cliente em relação a pessoas do seu mundo externo e/ou figuras de mundo interno. Há duas subdivisões desta técnica: as cenas de descarga podem ser realizadas pelo próprio cliente ou pelo terapeuta utilizando a técnica do espelho.

Objetivo: aliviar as tensões geradas pela angústia patológica mobilizada e internalizada; auxiliar na caracterização da SVNR e na caracterização do conflito; evidenciar as contradições entre discurso e atitude, acelerando o questionamento das justificativas e do conceito de identidade; viabilizar o

Psicopatologia e psicodinâmica na análise psicodramática

confronto com as partes da FMI e sua remoção do conceito de identidade; perder as ilusões e assumir a função delegada.

Indicação: todas as fases da pesquisa intrapsíquica, em especial quando há superaquecimento.

Erros mais comuns: fazer o espelho olhando diretamente para o cliente.

Cena de descarga direta

Manejo: a descarga é feita pelo próprio cliente, estimulado pelo terapeuta, expressando e comunicando seus conteúdos internos para uma pessoa do seu mundo externo ou para uma figura do seu mundo interno (intrapsíquico). Essas pessoas podem ser representadas por almofadas, cadeiras vazias ou objetos da sala.

Consigna: "Vou colocar uma almofada para representar essa pessoa que você mencionou na sessão e que percebi que está te incomodando muito. Isso não é um treino; não é preciso sair da sessão e falar para a pessoa. É apenas um exercício para aliviar e/ou descarregar o que você está sentindo/pensando/percebendo".

Indicações: quando o cliente está superaquecido em relação a uma pessoa das suas relações externas ou a uma figura de mundo interno.

Espelho com cena de descarga

Manejo: é feito pelo próprio terapeuta, usando a técnica do espelho. O cliente fica no papel de observador, enquanto o terapeuta expressa e comunica os conteúdos, contidos ou reprimidos, do cliente para almofada(s) que representa(m) pessoas do seu mundo externo ou figuras do seu mundo interno (intrapsíquico). Muitas vezes, o terapeuta pode associar ao espelho conteúdos latentes utilizando a técnica do duplo, o que aumenta a eficiência da descarga.

Consigna: "Vou trabalhar com a técnica do espelho, mas vou falar coisas que você vinha mencionando durante a sessão para as pessoas (por exemplo: pai, mãe, chefe, avô falecido, sua esposa, todas as mulheres que te enganaram etc.). Não se trata de um treino; não é necessário sair da sessão e falar para essas pessoas. É um exercício para que você sinta e avalie como seria se falasse".

Indicações:

- Em caso de superaquecimento, quando o próprio cliente não consegue fazer a cena de descarga direta, o terapeuta pode e deve utilizar o espelho com cena de descarga.

- Quando, na terapia, o cliente repete por um tempo os impasses e conflitos com as pessoas e o terapeuta não percebe mudança. Para evitar carga transferencial, o terapeuta deve direcionar os impasses e conflitos a quem corresponda.

- Quando o terapeuta precisa mobilizar o impedimento interno de confrontar os impasses e conflitos com as pessoas, ou seja, mobilizar a divisão interna. Nesse caso, o terapeuta deve ampliar a consigna do espelho com cena de descarga: "Avalie, durante o espelho, o que te impede de confrontar essa(s) pessoa(s)". Assim que a divisão interna estiver identificada — por exemplo, um lado do cliente que deseja falar e expressar suas vontades *versus* um lado que desaconselha e "coloca panos quentes" — o trabalho terá prosseguimento com o espelho desdobrado.

Erros mais comuns: que haja excessos na cena de descarga sem atuação do terapeuta.

ESPELHO COM DUPLO

É a fusão da técnica do espelho com a técnica do duplo. O terapeuta acrescenta ao espelho conteúdos latentes que não foram verbalizados pelo cliente. Podem ser: pensamentos, intenções, sentimentos, desabafos.

Objetivo: conscientizar o cliente de conteúdos que não estavam presentes no seu conceito de identidade.

Indicação: quando há conteúdos latentes não assumidos pelo cliente, porém percebidos ou sentidos pelo terapeuta (defesas de emoções reativas ou figuras de mundo interno). Pode ser utilizada em todas as fases da pesquisa intrapsíquica, principalmente nas divisões internas.

Manejo: fazer a junção da técnica do duplo com a do espelho que retira, tendo o cuidado de comunicar ao cliente que acrescentará algumas coisas não ditas.

Consigna: "Vou continuar a trabalhar com você aplicando a técnica do espelho, mas vou acrescentar algumas coisas que você não falou. Veja se faz sentido para você. Caso não faça, desconsidere".

Efeitos desejados:

▶ Conscientizar-se da existência de conteúdos que não estavam incluídos no conceito de identidade do cliente.

▶ Identificar tais conteúdos como pertencentes ao verdadeiro Eu ou a alguma FMI.

▶ Diferenciar-se da FMI.

Erros mais comuns: aplicar a técnica sem ter noção do material a ser desvendado. Essa conduta por parte do terapeuta deve ser evitada, pois pode induzir o cliente a pensar ou sentir algo que não faça parte do seu mundo interno ou parecer uma provocação.

ESPELHO QUE REFLETE

É o único tipo de espelho que é dramatizado também pelo cliente. Caracteriza-se por ser a dramatização de uma conversa deste com ele mesmo, como se estivesse diante de um espelho falando consigo.

Objetivo: que o cliente proponha uma saída para seu impasse; que assuma uma função delegada; ou, ainda, que a angústia retorne para o cliente, ou seja, que a divisão interna externalizada volte a ser uma divisão interna internalizada.

Indicação: utiliza-se esta técnica para trabalhar a divisão interna externalizada no *setting* e o vínculo compensatório no *setting*.

Manejo: são colocadas duas cadeiras no contexto dramático. Quando o cliente está na cadeira A, ele expõe seu impasse para o ego/terapeuta/almofada que ocupa a cadeira B. Em seguida, o cliente ocupa a cadeira, ouve a repetição do impasse dito anteriormente (espelho do ego ou terapeuta), e tenta dar algum tipo de orientação. Entendemos que, no final, o cliente trava uma conversa consigo mesmo. Inicialmente, espera-se que o cliente rejeite as propostas sugeridas pelo Eu do espelho. Aos poucos, é possível que comece a sugerir ou até aceitar alguma proposta. Nesse momento, entendemos que a angústia voltou para o cliente e a angústia interna externalizada no terapeuta passa a ser uma divisão interna internalizada. À medida que o processo avança, o terapeuta/ego vai intercalando, ao final de sua fala, as possíveis sugestões implícitas na fala do cliente (interpolação de resistência).

Consigna: "Vou colocar duas cadeiras e cada uma representa um lado seu ou um posicionamento. Você se senta na cadeira A e expressa seu impasse. Fale olhando para a cadeira B. Vou ficar ao seu lado. Quando terminar, vou pedir que você se sente na cadeira B. Vou me sentar na cadeira A e repetir o que acabou de dizer. Pode ser que, em alguns momentos, faça sugestões que você não mencionou. Ao terminar, vou me levantar, ficar ao seu lado e pedir que você responda para a cadeira vazia. Faremos isso algumas vezes. Você vai entender que, no final, travará uma conversa com você mesmo".

Efeitos desejados:

- Que o cliente proponha uma saída para seu impasse.
- Que o cliente assuma a função delegada.
- Que a angústia retorne para o cliente, ou seja, que a divisão interna externalizada volte a ser uma divisão interna internalizada.

Erros mais comuns: fazer o confronto direto com o cliente. Sempre que o cliente for responder para um dos lados, o terapeuta deve se levantar, ficar ao seu lado e inclusive estimulá-lo a responder.

Por conta de melhor adequação, a técnica utilizada com mais frequência na análise psicodramática é o espelho com questionamento.

ESPELHO COM QUESTIONAMENTO

É a técnica de escolha quando trabalhamos no *setting* bipessoal. Nesse caso, a dramatização é feita apenas pelo terapeuta.

Objetivo: que o cliente proponha uma saída para seu impasse; que assuma uma função delegada; ou, ainda, que a angústia retorne para o cliente, ou seja, que a divisão interna externalizada volte a ser uma divisão interna internalizada.

Indicação: utiliza-se esta técnica para trabalhar a divisão interna externalizada e o vínculo compensatório no *setting*.

Manejo: utiliza-se a técnica do espelho acrescida da técnica da interpolação de resistência, por uma pergunta feita no final da fala do terapeuta. A pergunta deve estar atrelada ao conflito formador do impasse e sugerir algum tipo de postura ou comportamento.

Consigna: "Vamos trabalhar com a técnica do espelho, mas vou terminar a fala com uma pergunta. Tente respondê-la da melhor forma que puder".

Efeitos desejados:

- Que o cliente proponha uma saída para seu impasse.
- Que o cliente assuma a função delegada.
- Que a angústia retorne para o cliente, ou seja, que a divisão interna externalizada volte a ser uma divisão interna internalizada.

Erros mais comuns: inserir questionamentos que não tenham relação com o conteúdo proferido pelo cliente.

Espelho com maximização

É a técnica do espelho que retira acrescida da técnica moreniana da maximização. O terapeuta exacerba algumas reações do cliente.

Objetivo: realçar alguns aspectos do discurso do cliente que ele resiste a perceber.

Indicação: identificar e resolver núcleos narcísicos e da patologia narcísica; trabalhar o bloqueio da cadeia de realidade.

Manejo: propor a técnica do espelho e realçar alguns aspectos desejados que foram ditos ou até sugeridos na fala do cliente.

Consigna: "Vou trabalhar com a técnica do espelho, mas vou realçar alguns aspectos ditos ou complementar com pontos que acredito que tenham sido sugeridos na sua fala".

Efeitos desejados: sair da defesa de birra, racionalização, ilusão e justificativas, ajudando o cliente a finalizar a evolução da cadeia de realidade.

Erros mais comuns: não comunicar ao cliente que usará esta técnica; ficar caricato.

ESPELHO QUE APONTA

Consiste em combinar a técnica do espelho que retira com o ato de apontar o dedo para todos os acusados representados por almofadas.

Objetivo: há ocasiões em que o cliente provoca no outro, ou no terapeuta, os sentimentos que deveria estar sentindo. Com isso, ele parece frio e indiferente, porque seus sentimentos foram passados para o outro. Acaba acusando os outros pelas situações conflitantes, ou seja, é um grande provocador. Sendo assim, a técnica auxilia o cliente a começar a assumir alguma responsabilidade pelas situações ocorridas.

Indicação: é uma técnica utilizada para o manejo da defesa psicopática (defesa intrapsíquica).

Manejo: o terapeuta faz o espelho que retira para reproduzir a fala do cliente e vai apontando o dedo para todos os acusados (pessoas ou situações) aos quais está se referindo — isto é, para as várias almofadas que representam os "responsáveis" pelas situações conflitantes do ponto de vista do cliente. Apontar o dedo é extremamente importante, porque esse gesto o ajuda a identificar a própria conduta de jogar a responsabilidade no outro e não a assumir para si.

Consigna: "Você está dizendo que os outros criam embaraços e situações conflitantes para você. Vou repetir a sua fala e apontar o dedo para cada um deles a fim de identificar os responsáveis.

Observe se eventualmente você pode ter provocado alguma dessas situações".

Efeitos desejados:

▶ Que o cliente comece a assumir alguma responsabilidade pelas situações que provocou.

Erros mais comuns: com frequência, o terapeuta tem dificuldade de espelhar e colocar com muita energia a raiva e a acusação do cliente.

Entende-se que as principais deficiências do psicodrama moreniano, em sua adaptação à psicoterapia processual, foram resolvidas na análise psicodramática.

As técnicas de espelho desenvolvidas por Victor Dias buscam acelerar o processo de busca, avançar na pesquisa intrapsíquica e manter o *setting* autoaquecido. Considerando o processo psicoterapêutico, cujo objetivo é promover o resgate do material excluído e clarear os verdadeiros motivos do comportamento do cliente, as técnicas de espelho buscam desmontar as defesas e as justificativas e enfraquecer as figuras de mundo interno para que possa emergir o seu o verdadeiro Eu.

O *setting* autoaquecido é extremamente importante para as psicoterapias profundas e de longa duração, pois não dependerá de crises externas para o seu funcionamento. Algumas dessas técnicas foram adaptadas do psicodrama moreniano e outras foram criadas para a psicoterapia bipessoal processual da análise psicodramática. Por isso, é importante lembrar que o efeito do espelho para o terapeuta é permitir um contato extremamente íntimo com os sentimentos, as percepções e os pensamentos do seu cliente. Assim, o terapeuta inverte de papel com o cliente durante as sessões, minimizando a relação contratransferencial.

A espontaneidade e a criatividade do terapeuta são ferramentas imprescindíveis para a utilização dos espelhos durante a sessão de terapia. Não há um roteiro fixo, mas compreende-se que a técnica terá o seu efeito se o terapeuta conseguir "ler o seu cliente" e desenvolver o raciocínio clínico adequadamente.

11. O psicodrama interno

Victor R. C. S. Dias

O psicodrama interno é uma técnica de dramatização internalizada que foi desenvolvida por mim e por Fonseca Filho na década de 1980. Fomos influenciados — eu, pela técnica de imaginação ativada criada por Jung; Fonseca, pelo grupo da Gestalt-terapia estadunidense.

Podemos dizer que o psicodrama interno consiste em um sonho do cliente em vigília, dirigido pelo terapeuta. Coloca-se o cliente em uma posição confortável (deitado ou mesmo recostado em uma poltrona) e de olhos fechados. Em seguida, este é dirigido pelo terapeuta por uma série de imagens que vão se sucedendo a partir de uma imagem inicial.

Desse ponto em diante, o terapeuta não deve tocar no corpo do cliente, para que ele fique sozinho com suas imagens. A ligação do terapeuta com o cliente deve ser feita apenas pela voz.

À medida que as imagens se sucedem em sua mente, o cliente as relata para o terapeuta. O terapeuta, por sua vez, trata de dirigir *as cenas que se passam na cabeça do cliente, conduzindo a ação a favor do desejo e contra o medo, tanto dele como de seus personagens.*

A sequência de imagens que ocorre no psicodrama interno é muito semelhante às relatadas por indivíduos que tomaram alucinógenos, como LSD, mescalina, psilocibina e *ayahuasca* — com a marcante diferença de que, no psicodrama interno, o cliente não está sob influência de uma droga psicoativa, alucinógena ou não. Está absolutamente sem drogas artificiais no seu corpo. Assim mesmo, as imagens se sucedem, em forma onírica, com nitidez intensa, quer ele esteja somente com o terapeuta, quer esteja em grupo de terapia ou apenas em atividade de demonstração, junto com o terapeuta e cercado de outras pessoas. Podemos chamar essas sequências de imagens de *alucinações curativas*.

Na minha forma de trabalhar, evito qualquer contato com o Eu consciente do cliente, dentro do conceito de psicoterapia na zona de exclusão.

INDICAÇÕES

O psicodrama interno é especialmente indicado para tratar fobias (de baratas, de altura, de gatos etc.), pois estas são situações difíceis de trabalhar com uma dramatização clássica.

É uma técnica muito eficiente quando a queixa do cliente é uma imagem (por exemplo, "Eu me sinto preso como numa sala sem saída", "Não vejo uma luz no fim do túnel" etc.) ou uma sensação (por exemplo, "Sinto um vazio no peito", "Sinto uma bola dentro do estômago" etc.)

Também é indicado quando o processo psicoterápico está muito racional e há dificuldade de adentrar o mundo interno, quando o local não é propício a dramatizações ou o cliente se encontra impossibilitado de se movimentar (está acamado, com a perna engessada etc.). E, recentemente, nas psicoterapias on-line.

CONDUÇÃO

Na condução do psicodrama interno, as consignas do terapeuta devem seguir três regras básicas:

1. Direcionar o paciente para estabelecer *contato físico* imaginário, ou por meio de algum artifício, com os elementos imaginados — sempre provido de expedientes ou objetos intermediários sugeridos pelo terapeuta.

Cliente: Estou em um túnel muito escuro.
Terapeuta: Materialize uma lanterna, dê uma olhada e me conte o que está vendo.
Etc.

2. Direcionar o cliente *contra o medo e a favor do desejo, tanto dele mesmo como de seus personagens ou elementos das imagens internas*. Para conseguir isso, o terapeuta deve avaliar o desejo e o medo dele, assim como o desejo e o medo dos elementos, e facilitar o contato, sempre providenciando objetos ou expedientes de proteção para o cliente.

C: Estou na porta da sala e tem uma barata no canto. Ela começa a vir em minha direção, tenho pavor dela.
T: Paralise a barata, materialize uma caixa de vidro transparente em torno dela, de modo que ela fique presa.
C: Consegui! Ela está presa.
T: Tente pegar a caixa e examinar mais de perto essa barata e me conte o que te chama a atenção.
Etc.

PRECAUÇÃO

Propor e materializar todos os expedientes ou objetos para a *proteção do cliente* — por exemplo:

- Disponibilizar corda, lanterna, luvas, armaduras, escafandro, varas, escudos, caixas de vidro, jaulas, pontes, escadas, impermeáveis etc.
- Em situações de risco ou de grande estresse, utilizar *sempre o desdobramento*, transformando o cliente em dois; o cliente fica na posição de observador e o outro — por exemplo, um boneco de cera de tamanho natural — entra na ação. O desdobramento é de fundamental importância para que o terapeuta tenha sempre um interlocutor que não esteja em situação de estresse.
- Em casos de muita angústia, peça ao cliente que paralise a cena e toque-o nos braços de maneira firme, oferecendo a ele uma ligação com o mundo externo de modo que consiga parar a dramatização mental.

Uma vez terminado o psicodrama interno, peça ao cliente que faça comentários e algum tipo de processamento, sempre lembrando que a grande importância dessa técnica consiste na vivência que foi propiciada a ele. Os resultados costumam vir por meio de lembranças ou sonhos durante um bom tempo nas sessões de terapia. Caso o psicodrama seja feito em grupo de terapia ou de demonstração, peça também aos observadores que façam comentários.

No psicodrama interno, também conseguimos situações de reparação, que funcionam da mesma maneira que a já descrita em relação aos sonhos. A reparação, no psicodrama interno, acontece na medida em que identificamos e constatamos uma situação de estresse — por exemplo, fobia de gatos. Trabalhamos as imagens, criando condições para que o cliente se aproxime e entre em contato com o elemento fóbico (o gato ou o objeto em que ele se transforma), lançando mão de vários artifícios imaginários que, por fim, permitem esse contato. Ao conseguirmos esse contato, muitas vezes a reparação é feita, no nível emocional e cenestésico do cliente. Temos observado uma diminuição acentuada ou até mesmo a eliminação da fobia depois desse tipo de reparação alcançada no psicodrama interno.

Caso 1

Mulher de 56 anos com fobia intensa de baratas. Demonstração em aula.

A cliente está deitada em uma maca, muito nervosa só de falar sobre o tema. Induzida pelo terapeuta, recorda vários episódios onde viu baratas. Escolhemos uma cozinha em uma das casas onde a cliente jmorou para iniciar o psicodrama interno.

T: Olhe da porta de entrada e descreva a cozinha que você está vendo.

C: Vejo a pia, o fogão, uma mesa no centro etc.

T: Pense onde pode aparecer uma barata nessa cozinha, mas não a coloque ainda. (A cliente está muito agitada.)

C: Pode aparecer debaixo da pia.

T: Faça a barata aparecer, mas a mantenha imóvel e a descreva para mim.

C: É horrível. Toda marrom, tem antenas que ficam se mexendo o tempo todo. Tem pernas com escamas. O que mais me apavora são as antenas. Tenho pavor de que ela tente vir para o meu lado. Minhas mãos começam a transpirar e meu coração está disparado.

T: Substitua a porta de madeira da cozinha por uma porta blindada de vidro transparente e fique atrás dela. Faça a barata andar até o meio da cozinha para poder ver melhor. Depois a paralise.

C: Está no meio da cozinha, parada. Só as antenas se mexem.

T: Veja o que ela quer fazer.

C: Ela subiu na parede e agora quer voar.

T: Faça ela voar até a mesa do centro da cozinha.

C: Já está lá. Agora ela quer vir até onde eu estou. (A cliente chora e está muito aflita.)

T: Não deixe. Materialize uma caixa de vidro grande e prenda a barata dentro dela.

C: Ela está presa. Continua me olhando e apontando as antenas para mim.

T: Materialize uma boneca e a coloque dentro da caixa junto com a barata. Você continua atrás da porta de vidro. Veja o que acontece.

C: A boneca está deitada numa pequena cama, nua, e a barata anda por todo o corpo dela. Sinto um nojo enorme daquilo.

T: Veja o que está acontecendo e me conte.

C: A boneca e eu estamos sentindo muita raiva. A boneca se levanta e pisa na barata até esmagar a desgraçada. Ela fica toda esmagada. Agora a boneca está do meu lado, parece uma menina.

T: Veja o que quer fazer com a caixa e a barata esmagada.

C: Vou enterrar num buraco bem fundo que cavei no terreno da minha casa. Pego a caixa com a barata esmagada, jogo no fundo do buraco, cubro com terra e ponho uma pedra grande por cima com muita força. A menina está do meu lado.

T: O que quer fazer agora?

C: Quero descansar. Vou voltar para a cozinha e me sentar na cadeira. A menina me acompanha.

C: Estou sentada e me sinto bem mais calma e aliviada. A menina desapareceu.

T: Tire uma foto de você sentada e aliviada e guarde em algum lugar.

C: Guardei na minha caixa de fotografias.

T: Vou tocar no seu braço para encerrarmos esta vivência. Vá voltando ao contato com a sala, abrindo os olhos e, quando se sentir à vontade, pode se levantar.

Depois, a cliente relata que quando vê uma barata não sente mais medo, mas muita raiva (o psicodrama interno trouxe à tona o sentimento de raiva que estava acoplado ao objeto fóbico). A presença da menina nessa vivência sugere que deve ser alguma raiva não resolvida da época da infância.

Caso 2

Mulher de 60 anos com claustrofobia. Demonstração em aula.

C: Tenho pavor de lugares estreitos, fechados e escuros. Dos que me lembro, o mais forte foi uma vez que acabou a luz na escada do prédio e eu estava entre um andar e outro. Só de falar isso já começo a sentir falta de ar.

T: Procure montar essa imagem na sua cabeça e me conte.

C: Estou no meio da escada, mas parece que as paredes estão mais estreitas. Começo a sentir falta de ar. (A cliente demonstra estar muito aflita.)

T: Materialize um tanque de oxigênio preso nas suas costas e respire pelo bocal. Tente colocar a mão na parede e sinta como é.

C: É lisa e fria. O chão é úmido, mas não é muito frio.

T: Passe a mão na parede e perceba o que está ocorrendo.

C: Elas começam a se mover. Vão chegando perto e vão me esmagar!

T: Materialize uma barra de ferro bem grossa e ponha entre elas até que parem.

C: Pararam, posso tocá-las, elas não estão mais frias e parecem elásticas. Empurro, elas cedem, mas voltam à mesma posição. Quero sair daqui. Tem um corredor na minha frente, é meio escuro, mas dá para ver.

T: Comece a andar pelo corredor e me conte o que está acontecendo.

C: Está ficando cada vez mais estreito, e o teto começa a abaixar.

T: Ponha outra barra de ferro para escorar o teto.

C: Já pus, mas ela está entortando. Sinto medo de ser esmagada.

T: Envolva-se em uma gaiola de ferro bem reforçada e continue a andar.

C: O teto e as paredes se encontraram e a saída está totalmente bloqueada. Estou parada em frente a ela.

T: Veja se existe alguma brecha onde elas se encontram. Tente enfiar a sua mão lá.

C: Consegui! A brecha é pequena, mas consegui atravessar a mão para o outro lado. Parece que alguma coisa peluda pegou minha mão e está me puxando.

T: Deixe-a te puxar e veja o que acontece.

C: Já passaram o meu ombro e a minha cabeça, mas o meu tórax está emperrado.

T: Sinta se tem algum lugar onde você possa apoiar os pés e dar um impulso de ajuda, para sair.

C: Tem umas pedras ásperas, estou empurrando com os pés e já estou saindo. Saí! Estou coberta com uma gosma grossa, tenho vontade de tirar. Quero tomar um banho.

T: Imagine uma bica de água saindo da parede e tente se lavar.

C: Estou sentada embaixo da bica, mas parece que estou ficando cada vez mais fraca e imobilizada.

T: Divida-se em duas pessoas e olhe para a que está sentada na bica, então me descreva como ela está.

C: Ela está sentada, imóvel, parece menor e continua envolta na gosma. Me dá muito nojo, não consigo limpá-la.

T: Materialize duas luvas de borracha que cobrem até o seu cotovelo e comece a limpá-la.

C: Estou limpando. Ela está virando uma menina. Tirei a luva e estou passando a mão no rosto dela. É macio.

T: Veja, no rosto dela, o que ela quer.

C: Ela quer me abraçar. Eu a abraço e começamos a andar de mãos dadas por entre as árvores. Chegamos até um balanço. Ela quer balançar.

T: Deixe-a balançar e ajude-a.

C: Saiu do balanço e está no meu colo. Começa a brincar com os meus cabelos. Eu também brinco com os dela. É uma sensação boa.

T: Tire uma foto dessa cena. Vamos encerrar esta vivência. Onde quer guardar a foto?

C: Quero colocar dentro do meu peito.

T: Encoste-a no seu peito e pressione até ela entrar.

C: Entrou. Parece que estou até respirando melhor.

T: Vou tocar no seu braço e, quando quiser, abra os olhos e volte aqui para a sala.

Entendemos, nesse psicodrama interno, que a cliente conseguiu fazer nascer um lado dela. Nos comentários, ela relata, entre várias coisas, que parece que algo que estava entalado na garganta saiu. Essa vivência sugere que o que nasceu foi um lado que estava profundamente oprimido (pressão no peito), e que essa opressão era algo relacionado à infância (menina).

12. A sensibilização corporal

Victor R. C. S. Dias

A sensibilização corporal é uma técnica idealizada por mim para os registros psicológicos e cenestésicos refletidos e localizados no corpo. Lembremos que o corpo tem "memória" e que as vivências psicológicas e cenestésicas podem ser abordadas tanto pela via psicológica como pela via corporal. Essa técnica consiste em identificar, constatar e desmontar as zonas de estresse corporal, nas quais se encontram os registros psicológicos e cenestésicos em conflito, ligados à angústia patológica. As zonas de estresse corporal podem estar situadas no corpo muscular (músculos e pele) ou no corpo cenestésico (vísceras). No corpo muscular estão localizadas as zonas de estresse ligadas ao material excluído da segunda zona de exclusão; no corpo visceral estão localizadas as zonas de estresse ligadas ao material cenestésico excluído da primeira zona de exclusão.

Essas zonas de estresse são identificadas como tensão corporal, dor, temperatura mais fria ou mais quente, peso, contrações, formigamentos, ocos (vísceras), palpitações, sensação de dureza nas vísceras (petrificação), falta de ar, sensações cenestésicas em geral etc.

A sensibilização corporal é uma técnica de psicoterapia na zona de exclusão e deve ocorrer sem a consulta do Eu consciente do cliente. Lembremos que não é uma técnica de relaxamento; seu objetivo é tratar e tentar desmontar as zonas de estresse, e não relaxar.

INDICAÇÕES

A sensibilização corporal é especialmente indicada quando a queixa do cliente é uma sensação: "Sinto um vazio no estômago", "Minhas costas estão duras e doloridas", "Sinto uma opressão no peito", "Sinto um peso nas pernas" etc.

Também é indicada quando a psicoterapia está dificultada pela mobilização de defesas, quando está "muito mental" ou quando há dificuldade de mobilizar o mundo interno.

CONDUÇÃO

1. Colocar o cliente em posição confortável, deitado ou recostado numa poltrona. Sem tocá-lo, pedir que observe seu corpo dos pés à cabeça e relate o que lhe chama a atenção.
2. Uma vez identificada uma zona de estresse (contração, dor, peso, frio, oco etc.), o terapeuta sempre deve orientar o cliente a observar, não lutar contra a sensação e tentar delimitar a parte do corpo abrangida pela sensação.
3. Uma vez localizada e delimitada a zona de estresse, o terapeuta deve dirigir o cliente para localizar as *zonas*

de antiestresse (pesado × leve, contraído × relaxado, oco × preenchido, frio × calor etc.). A zona de antiestresse é sempre a parte do corpo onde se localiza a parte saudável ou não conflitada do cliente, e na zona de estresse se localiza a parte conflitada.

4. Ao colocar o cliente em contato com *a zona de estresse* × *a zona de antiestresse,* temos, na vivência corporal, o que no aspecto psicológico seria uma *divisão interna.* Numa comparação com o que acontece no aspecto psicológico: ao trabalharmos com as couraças musculares e de pele (material da segunda zona de exclusão), a zona de antiestresse pode ser considerada o verdadeiro Eu do cliente e a zona de estresse, a região onde estaria localizada a figura de mundo interno (FMI); ao trabalharmos com as vísceras (material da primeira zona de exclusão), a zona de antiestresse é onde estariam os registros da parte saudável do cliente e a zona de estresse é onde estaria o registro do clima inibidor.

5. A partir dessa identificação, o terapeuta deve dirigir a sensibilização para identificar cada zona de estresse e sua zona de antiestresse correspondente; então, deve passar a contrapor uma e outra de maneira sistemática, sempre orientando o cliente a observar, não lutar contra e delimitar as sensações. *A tendência é que, pouco a pouco, as zonas de antiestresse se tornem preponderantes e as zonas de estresse desapareçam.* O final da sensibilização é quando as zonas de estresse desaparecem e o cliente está com o corpo inteiramente relaxado e sem estresse.

6. Muitas vezes, no decorrer de uma sensibilização corporal, aparecem imagens; nesses casos, podemos passar

para um psicodrama interno e depois voltar para a sensibilização corporal.

7. Para encerrar a vivência da sensibilização, dar a consigna de término do trabalho e tocar o braço do cliente de maneira firme (como ao amassar pão), para que ele volte a ter contato com o mundo externo.

PRECAUÇÃO

1. Se o cliente começar a sentir muita angústia ou se a sensibilização ficar no mesmo ponto, sem aprofundar, pedir a ele que faça quatro ou cinco respirações controladas pelo terapeuta: inspirar lentamente até o tórax ficar preenchido, segurar a respiração por um instante e depois expirar lentamente até esvaziar todo o pulmão. Repetir algumas vezes. Esse tipo de respiração *amplia a autocontinência, diminui a angústia e destrava a sensibilização.*

2. Caso a angústia não seja controlada com a respiração, encerre a sensibilização, avisando o cliente e tocando os braços dele com firmeza até que ele saia da vivência e se acalme.

O processo de reparação é o mesmo que acontece com as outras técnicas (decodificação dos sonhos e psicodrama interno), com a diferença de que na sensibilização corporal não sabemos o que eventualmente foi reparado, apenas que aquela sensação de estresse foi desmontada.

A importância da sensibilização corporal reside na própria vivência que propicia. Se o terapeuta quiser, pode fazer um

DEMONSTRAÇÃO EM AULA

Caso 1

Sensibilização corporal com homem de 55 anos. Cliente deitado em uma maca. Peço que feche os olhos e preste atenção ao seu corpo.

Cliente (C): Sinto peso e tensão nos ombros. Principalmente no ombro esquerdo e na lateral esquerda do pescoço.

Terapeuta (T): Identifique esse peso e tensão e me descreva como é.

C: É como se um peso estivesse apoiado no meu ombro e empurrando para baixo.

T: Deixe essa sensação aí, não lute contra ela. Dê uma passada prestando atenção ao seu corpo e identifique outras zonas de tensão.

C: Sinto um ponto de tensão na canela direita.

T: Agora focalize no seu corpo a parte que está mais relaxada e leve.

C: É a minha barriga. Pega toda a extensão da barriga. É uma sensação agradável.

T: Volte a prestar atenção ao seu ombro.

C: Continua pesado e tenso, mas menos do que antes.

T: Dê mais uma passada de atenção pelo seu corpo e me conte o que observa.

C: Meus braços e mãos estão tensos. Parece que as mãos estão maiores.

T: Volte a prestar atenção à sua barriga.

C: Continua leve, mas tem uma pulsação agradável que começa a tomar conta do corpo.

T: Deixe a sensação tomar conta do corpo. Não lute contra ela. Só me descreva para onde está indo para que eu possa acompanhar.

C: Está se expandindo para o quadril, as coxas, as pernas, e sai pelos pés. Também vai para os braços e sai pelas mãos.

T: Deixe a sensação tomar conta e me diga o que vai sentindo.

C: Parece que meu corpo está flutuando. Não sinto quase nenhuma tensão ou peso no ombro nem na canela.

(O terapeuta nota que a respiração do cliente está mais abdominal do que torácica. É um sinal de que algo ainda está preso.)

T: Vou pedir que você faça três vezes uma respiração dirigida. Inspire devagar, o mais lento que puder. Encha principalmente o seu tórax. Segure a respiração um pouco e depois solte lentamente e esprema todo o ar para fora. Repita duas vezes. Agora volte a respirar e dê uma passada de atenção geral pelo seu corpo.

C: Estou com uma sensação muito boa. Sinto meu quadril apoiado na maca.

T: Deixe esse apoio se consolidar e veja se tem mais algum apoio que chama a sua atenção.

C: Sinto que minhas coxas e pernas estão bem apoiadas. Agora minhas costas e minha cabeça também estão apoiadas. Tenho a sensação de que o meu corpo inteiro está apoiado na maca.

T: Dê outra passada de atenção pelo corpo e veja seus pontos de tensão.

C: Não tem mais nenhum ponto de tensão. Estou me sentindo relaxado e bem.

T: Vamos terminar esta vivência. Vou tocar firme no seu braço. Volte a fazer contato com a sala e, quando quiser, abra os olhos.

DECODIFICAÇÃO

Iniciamos a sensibilização corporal com o cliente tendo a sensação de um peso apoiado em seu ombro, causando tensão no ombro e no pescoço. Conseguimos criar uma divisão interna: peso e tensão no ombro (zona de estresse) × leveza e relaxamento na barriga (zona de antiestresse). O resultado desse trabalho foi que a zona de antiestresse acabou dominando (relaxamento do corpo) e a tensão foi saindo pelos pés e pelas mãos. Foi instalada uma sensação de flutuação, relaxamento e ausência de tensão. Foi feita uma ampliação do Eu (respiração dirigida) e o cliente pôde, enfim, ter a sensação de estar apoiado. Lentamente, teve a sensação de todo o corpo apoiado, inclusive a cabeça. Demos por encerrada a sensibilização, que começou com o cliente sendo o apoio de um peso (apoiador) e terminou com ele podendo se apoiar totalmente na maca (apoiado).

Caso 2

Sensibilização corporal com mulher de 70 anos. Queixa de impulsos doloridos que se iniciam no quadril, perto da virilha, e vão até os joelhos. Foram descartadas causas orgânicas (neurológicas, vasculares e reumáticas). Foi utilizada a sensibilização corporal no consultório. Cliente deitada em um sofá, sem a dor no momento.

T: Focalize o lugar onde as dores costumam acontecer e me conte.

C: Começa dentro da virilha, dentro do quadril, e vai até o joelho.

T: Focalize o local do início da dor e me diga o que sente.

C: Do lado direito é algo duro, parece uma torneira de ferro; e do lado esquerdo é uma massa mole e parece meio esponjosa.

T: Delimite claramente esses dois locais e me conte como estão.

C: Ambos estão circundados por uma membrana transparente.

T: Identifique o que está ao redor deles.

C: É água, clara. Estão imersos em água clara, mas a água não chega neles, devido à membrana.

T: Focalize a torneira e veja se encontra alguma brecha na membrana para a água entrar em contato.

C: Localizei.

T: Deixe a água entrar em contato e me conte o que vai acontecendo.

C: Conforme a água entra, a torneira vai ficando menor.

T: Faça isso também do lado esquerdo e me conte.

C: A água entra e vai dissolvendo a massa e a parte esponjosa. Estão sumindo.

(Nesse ponto, a cliente está totalmente absorta, ligada ao seu corpo, e já se mostra inteiramente relaxada.)

T: Volte para o lado esquerdo e me conte como está a torneira.

C: Está minúscula e já se dissolveu. Resta uma água branca e, por cima, uma água escura, quase preta.

T: Faça a água branca girar e veja o que acontece.

C: Ela começa a formar uma espiral, e a água preta vai se tornando pedaços boiando na água branca, que vão sendo dissolvidos.

T: Deixe a movimentação continuar e me conte o que está acontecendo.

C: A água branca está arrancando placas da parede que não deviam estar ali. São placas de ferrugem e de gordura. Vai dissolvendo tudo. Só resta a água branca.

T: Deixe-a se acalmar e depois faça que ela escorra até os joelhos.

C: Está escorrendo e já chegou lá. Dá uns choquinhos agradáveis, mas nenhuma dor. É uma sensação boa.

T: Vamos interromper esta vivência. Vou tocar no seu braço e vá voltando aqui para a sala.

DECODIFICAÇÃO

Nessa sensibilização, a zona de antiestresse é a água clara. É ela que vai dissolvendo todas as zonas de estresse (massa mole, torneira e tensão no joelho). Nessa vivência, foram incluídos alguns trabalhos com imagens (psicodrama interno).

Caso 3

Sensibilização corporal com mulher de 40 anos. A queixa inicial é de tensão no lado esquerdo do pescoço e no ombro esquerdo.

T: Sinta todo o seu corpo, identifique e me conte o que percebe.

C: Sinto uma tensão do lado esquerdo do pescoço que vai para o ombro esquerdo.

T: Deixe essa tensão tomar conta, não lute contra ela, e me conte o que acontece.

C: Desce para o tórax e o abdômen e toma toda a minha barriga. Está tudo muito tenso.

T: Deixe essa tensão tomar conta e veja onde, no seu corpo, está leve.

C: Minhas coxas e pernas estão leves.

T: Volte a prestar atenção à sua parte tensa.

C: A tensão está mais forte no tórax. Parece que não tem como o ar entrar. Parece que não tem mais espaço dentro do meu peito.

T: Tente imaginar o que está dentro do seu peito impedindo o ar de entrar e me conte.

C: Tem uma quadrado vermelho. É um quadrado de fogo! Está pegando fogo. Não consigo ver o que tem por baixo do fogo.

T: Tente procurar alguma brecha. Vá olhando por todos os lados.

C: Tem uma brecha por baixo. É um lago gelado! A água está por baixo de uma camada de gelo. Não consigo entrar em contato com a água.

T: Tente descobrir um lado de gelo mais fino para quebrá-lo.

C: Achei!

T: Materialize um pontalete de ferro e quebre uma parte do gelo.

C: Quebrei! Abri uma brecha e já estou dentro da água. É uma sensação agradável. Estou me movimentando na água. Agora vou sair.

T: Conte o que você vê para que eu possa acompanhar.

C: Depois do gelo, tem terra e árvores. Estou indo para lá. São árvores cheirosas. Acho que são eucaliptos. Tem cascas grossas e são bem altas.

T: Respire o ar e sinta o cheiro entrando no seu peito. E volte a prestar atenção ao seu peito.

C: Sinto meu peito relaxado e estou respirando normalmente. A sensação é muito boa.

T: Observe o seu corpo dos pés à cabeça e veja quais são as regiões tensas.

C: Não tem mais nenhuma região tensa. Estou toda relaxada. Meu corpo está todo apoiado na maca.

T: Vamos terminar esta vivência agora. Vou tocar no seu braço e vá voltando para a sala.

Decodificação

No processamento dessa vivência, chegamos a uma sensação de constrição torácica (repressão) que impede a cliente de se expandir (expandir suas vontades, suas opiniões, sua identidade etc.). No quadrado de fogo, passamos a trabalhar com psicodrama interno e vimos que o que estava bloqueado e de difícil acesso eram os sentimentos (água). Após o contato com os sentimentos (contato com a água), o bloqueio do tórax desapareceu (respirar o cheiro das árvores). Nessa fase, voltamos para a sensibilização corporal e as tensões tinham desaparecido.

13. O mecanismo de cura pela abordagem direta da zona de exclusão

Victor R. C. S. Dias

Na psicoterapia nas zonas de exclusão, conseguimos abordar diretamente os registros psíquicos das vivências que estão excluídas e trabalhar com elas, dentro da própria zona de exclusão. Esse trabalho consiste em:

- abordar o material excluído;
- estabelecer as correlações entre eles;
- reparar e integrar o material que se encontra bloqueado no conceito de identidade do indivíduo, mesmo que seja de uma maneira simbólica.

De maneira esquemática, recordemos que o cérebro humano, esse grande computador biológico, é formado por 100 bilhões de neurônios, que podem fazer conexões formando trilhões de *cadeias neuronais*. A reunião e a organização dessas cadeias neuronais formam bilhares de *cadeias associativas de memória*, nas quais estão registradas as vivências do indivíduo, em diferentes épocas da vida. Essas cadeias associativas

Victor R. C. S. Dias e colaboradores

de memória são verdadeiros *algoritmos biológicos*, e o resultado interativo deles é o *comportamento psicológico* do ser humano.

Entretanto, essas cadeias associativas de memória apresentam *lacunas* em trechos em que *parte dos registros* foi bloqueada e excluída, na primeira e na segunda zonas de exclusão. A exclusão desses registros gera conflitos e divisões intrapsíquicas que, por sua vez, geram angústia patológica. Os conflitos e as divisões provocam alterações no comportamento do indivíduo, tanto no nível de ações como no de sensações.

A fim de resolver o comportamento e as sensações contraditórias, necessitamos identificar, trabalhar e integrar o material (vivências) excluído na identidade do indivíduo, ou seja, conseguir preencher as lacunas nas cadeias associativas de memória. E, para preencher essas lacunas, precisamos *modificar os registros das vivências conflitadas*, em um processo que denominamos *reparação e ressignificação*.

A reparação vai integrar o material excluído na identidade do indivíduo, eliminando o foco gerador de angústia patológica e tornando o comportamento e as sensações mais harmônicos e coerentes. Para que isso aconteça, necessitamos que ele consiga reviver esses comportamentos ou sensações de diferentes épocas. Essa revivência pode ocorrer por meio da lembrança consciente de situações ou então de maneira simbólica, tanto dormindo (processo de decodificação dos sonhos) como acordado e relaxado (psicodrama interno e sensibilização corporal).

Embora já soubéssemos, por experiência prática, que as vivências — tanto as dos sonhos como as do psicodrama interno e da sensibilização corporal — têm o poder de acarretar mudanças no psiquismo e no comportamento dos indivíduos, ainda não tínhamos uma explicação científica e adequada para essas mudanças. Com a descoberta e o enunciado dos neurônios-espelho, na década de 1990, essa explicação se tornou bastante promissora.

Lembremos que os neurônios-espelho são neurônios pré-motores que apresentam descargas do seu potencial elétrico iguais às dos neurônios motores frente à observação de uma vivência ou ação. Assim, uma ação durante o sonho vai acionar neurônios sensitivos, que, por sua vez, podem acionar neurônios pré-motores (neurônios-espelho) mas não chega a acionar os neurônios motores, que, normalmente seriam acionados em uma vivência no estado de vigília. Durante o sonho, os neurônios motores estão inibidos pela ação de neurotransmissores secretados pelo cérebro.

Dessa forma, as vivências e ações experimentadas durante o sonho são registradas nos neurônios-espelho como experiências vividas. O registro e a descarga neuronal entre os neurônios-espelho (pré-motor) e a descarga neuronal do neurônio motor é semelhante.[1]

Isso significa que tanto o observador da vivência, que não mobilizou neurônios motores, como o executor, que os mobilizou, vão apresentar os mesmos registros neuronais. Todas as experiências do tipo cérebro-máquinas estão baseadas nesses princípios.

Em síntese, a situação de observador da ação e a situação de agente da ação têm o mesmo registro e descargas neuronais, o que, simplificadamente, sugere que observar e fazer têm o mesmo registro neuronal.

Durante o sonho, o indivíduo vive situações com grandes movimentações físicas e ações das mais diversas, embora seu

---

1 Ver páginas 77 a 79 do livro *Sonhos e símbolos na análise psicodramática* (2ª edição revista, 2014), também de minha autoria.

corpo esteja imóvel e relaxado. Isso acontece porque um grupo de neurônios secreta determinados tipos de neurotransmissores que inibem os neurônios motores responsáveis pelas respostas musculares, principalmente durante a fase do sono REM.

Lembremos que cada ciclo de sono está dividido em quatro fases, que duram em geral 90 minutos, repetindo-se várias vezes durante a noite.

As fases do sono são divididas em sono REM e sono NREM (não REM) e acontecem da seguinte forma: após a vigília, durante a qual predominam as ondas cerebrais alfa e beta, tem início a fase de sono chamada N1, composta de ondas teta. Em seguida, temos a fase N2, quando começam a aparecer ondas denominadas complexos K, que provocam uma perda de consciência e induzem a um sono mais profundo. Em seguida, passamos para a fase N3, composta de ondas delta e chamada de sono de ondas lentas. Finalmente, temos a fase do sono REM, composta de ondas beta e gama, com movimentos oculares e aumento da frequência respiratória e dos batimentos cardíacos.

Resumindo: cada ciclo de sono obedece à sequência N1 – N2 – N3 – REM, que se repete várias vezes durante a noite.

A grande maioria dos sonhos mais estruturados acontece durante a fase REM, embora existam sonhos na fase do sono de ondas lentas (N3) e imagens oníricas apareçam também na fase inicial do sono (N1).

Sabemos também que existe uma grande alteração na produção dos neurotransmissores durante o sono. No estado de vigília, com o indivíduo desperto e alerta, o cérebro libera grandes quantidades dos neurotransmissores, noradrenalina, serotonina, dopamina e acetilcolina que participam dos processos de atenção, emoção e ação. Durante o sono de ondas lentas (N3), existe uma queda acentuada da liberação de noradrenalina, serotonina e histamina. E na fase de sono REM existe um aumento de acetilcolina e dopamina e quase uma anulação da liberação de noradrenalina e serotonina. Isso demonstra que durante o sono, embora as vivências sonhadas possam ser semelhantes às vivências durante a vigília, os níveis de neurotransmissores envolvidos são diferentes. Portanto, as vivências são semelhantes ainda que o estado de alerta seja diferente. O indivíduo não está consciente durante o sonho. Às vezes, ao acordar, ele consegue se lembrar do sonho ou de partes dele. Muitas outras, recorda apenas da sensação de ter sonhado, ou mesmo nem isso.

Diante de todos esses fatos, podemos deduzir que *as vivências que ocorrem durante o sonho são neurologicamente semelhantes às vivências que ocorrem com o indivíduo desperto.*

No processo de reparação, nos sonhos, existe um "conserto" da(s) vivência(s) conflitada(s). Esse "conserto" pode ocorrer durante um sonho, mediante o seu conteúdo ou a intervenção do Eu consciente nele, tendo a capacidade de *modificar os registros neuronais das vivências originais.*

Como citado, a comparação é: a reunião foi feita há 20 anos e dela sobrou uma ata (registro neuronal). O sonho não pode modificar o passado, mas pode modificar a ata da reunião (o registro neuronal). A reparação no registro neuronal (ata) vai, além de modificar essa vivência específica, começar um processo de corrigir e modificar elementos que foram posteriormente influenciados por esse registro (atas empilhadas de forma iterativa).

Os registros neuronais obedecem a uma ordem de formação iterativa, na qual cada registro vai influenciar registros subsequentes. Ao modificar um registro neuronal, desencadeamos um processo de modificação daqueles que foram influenciados por ele, seguindo e corrigindo a cadeia associativa de memória. O ponto final das milhares de cadeias associativas de memória é o comportamento e a identidade do indivíduo. Portanto, ao modificar os registros neuronais e as cadeias associativas de memória, chegamos à modificação do comportamento e da identidade da pessoa. Este é um verdadeiro algoritmo biológico.

No psicodrama interno, vamos encontrar um processo parecido com o que acontece nos sonhos. Lembremos que o psicodrama interno é um sonho acordado dirigido, no qual o indivíduo tem vivências de emoções e ações, no nível mental, com o corpo relaxado e sem movimentação, mas acordado e em contato com o terapeuta.

À diferença do que acontece nos sonhos, as ações e emoções no psicodrama interno são vivenciadas conscientemente, mas sem nenhuma participação corporal. Embora não tenhamos experiências científicas (baseadas na neurociência) a esse respeito, temos a impressão de que não ocorrem grandes mudanças na liberação de neurotransmissores durante o psicodrama interno. Ainda assim, conseguimos, com essa técnica, acessar vivências traumáticas e, muitas vezes, repará-las.

Vale lembrar que a condução do psicodrama interno é sempre orientada no sentido de encaminharmos esse sonho acordado *contra o medo e a favor do desejo*, sejam do protagonista, dos símbolos ou dos personagens. Dessa forma, ao acessar uma situação traumática, como uma fobia, conseguimos trabalhar no sentido de que o protagonista estabeleça contato com o objeto fóbico, reparando, assim, tal situação. O mesmo acontece com situações aversivas ou apavorantes. Acreditamos, portanto, que ocorre uma mudança nos registros neuronais, bem como nas cadeias associativas de memória.

A sensibilização corporal é um processo de tomada de consciência das zonas de estresse (tensões, alterações de temperatura, sensação de peso, formigamentos, calores, endurecimentos etc.) que estão presentes no corpo. Durante o trabalho, essas zonas de estresse são confrontadas com zonas de antiestresse — por exemplo: tensão × relaxamento, frio × calor, formigamento × não formigamento, peso × leveza, endurecimento × flacidez etc. Essa vivência é dirigida pela voz do terapeuta, com o indivíduo consciente. O corpo fica imóvel e sem reações musculares, ainda que, muitas vezes, o cliente relate movimento dos membros ou mesmo do próprio corpo, que na realidade não estão acontecendo. Esses movimentos ficam no nível de sensações e não são transferidos para a ação muscular. Não temos condições de avaliar, sem pesquisas da neurociência, se há modificações nos registros neuronais.

A observação clínica tem mostrado que as zonas de estresse desaparecem durante a vivência. Notamos ainda um aumento de material terapêutico (lembranças e sonhos) nas sessões de psicoterapia após trabalhos com sensibilização corporal. Podemos inferir que os registros neuronais foram acessados e podem até ter sido reparados.

Referências bibliográficas

ANDREATINI, R. "Uso de fitoterápicos em psiquiatria". *Brazilian Journal of Psychiatry*, v. 22, n. 3, 2000. Disponível em: https://doi.org/10.1590/S1516-44462000000300002. Acesso em: 28 jun. 2024.

BECK, A. T.; KNAPP, P. "Fundamentos, modelos conceituais, aplicações e pesquisa da terapia cognitiva". *Revista Brasileira de Psiquiatria*, São Paulo, n. 30, supl. II, p. 54-64, 2008.

BENI, R. "A psicoterapia com adolescentes na análise psicodramática". In: DIAS, V. R. C. S. *et al. Psicopatologia e psicodinâmica na análise psicodramática, volume IV*. São Paulo: Ágora, 2012.

BOVE, G. M. "Acute neuropathy after exposure to sun in a patient treated with St Jonh's wort". *Lancet*, v. 352, p. 1121-22, 1998.

BUSTOS, D. M. *Perigo... Amor à vista!* São Paulo: Aleph, 1990.

DIAS, V. R. C. S. *Psicodrama — Teoria e prática*. São Paulo: Ágora, 1987.

_____. *Análise psicodramática — Teoria da programação cenestésica*. São Paulo: Ágora, 1994.

_____. *Sonhos e psicodrama interno na análise psicodramática*. São Paulo: Ágora, 1996.

_____. *Vínculo conjugal na análise psicodramática — Diagnóstico estrutural dos casamentos*. São Paulo: Ágora, 2000.

_____. *Sonhos e símbolos na análise psicodramática — Glossário de símbolos*. São Paulo: Ágora, 2002.

VICTOR R. C. S. DIAS E COLABORADORES

DIAS, V. R. C. S. *Psicopatologia e psicodinâmica na análise psicodramática*, v. I. São Paulo: Ágora, 2006.

_____. *Sonhos e símbolos na análise psicodramática — Glossário de símbolos*. 2. ed. rev. São Paulo: Ágora, 2014.

DIAS, V. R. C. S. *et al*. *Psicopatologia e psicodinâmica na análise psicodramática*, v. III. São Paulo: Ágora, 2010.

_____. *Psicopatologia e psicodinâmica na análise psicodramática*, v. IV. São Paulo: Ágora, 2012.

_____. *Psicopatologia e psicodinâmica na análise psicodramática*, v. VIII. São Paulo: Ágora, 2021.

DIAS, V. R. C. S.; DIAS, G. A. A. S. *Psicopatologia e psicodinâmica na análise psicodramática*, v. VI. São Paulo: Ágora, 2018.

DIAS, V. R. C. S.; SILVA, V. A. *Psicopatologia e psicodinâmica na análise psicodramática*, v. II. São Paulo: Ágora, 2008.

_____. *Psicopatologia e psicodinâmica na análise psicodramática*, v. V. São Paulo: Ágora, 2016.

EISENBERG, D. M. *et al*. "Unconventional medicine in the United States: prevalence, costs, and patterns of use". *The New England Journal of Medicine*, n. 328, p. 246-52, 1993.

FRANÇA, M. R. C. "Terapia com casais do mesmo sexo". In: VITALE, M. A. F. (org.). *Laços amorosos — Terapia conjugal e psicodrama*. São Paulo: Ágora, 2004.

GABBARD, G. O. *Psiquiatria e psicodinâmica*. Porto Alegre: Artmed, 1998.

GREEN, R. J.; MITCHELL, V. "Gay and lesbian couples in therapy — Homophobia relational ambiguity and social support". In: GURMAN, A. S.; JACOBSON, N. S. (orgs.) *Clinical handbook of couple therapy*. 3. ed. Nova York: The Guilford Press, 2002.

LINDE, K. *et al*. "St. John's wort for depression — An overview and meta-analysis of randomized clinical trials". *British Medical Journal*, n. 313, p. 253-58, 1996.

LINS, R. N. *Novas formas de amar*. São Paulo: Planeta, 2017.

MALUF, E. *et al.* "Assessment of the hypnotic sedative effects and toxicity of *Passiflora-edulis* aqueous extract in rodents and humans". *Phytotherapy Research*, v. 5, n, 6, p. 262-66, 1991.

MILLER, L. G. "Herbal medicinals — Selected clinical considerations focusing on known or potential drug-herb interactions". *The Archives of Internal Medicine*, n. 158, p. 2200-11, 1998.

ORGANIZAÇÃO MUNDIAL DA SAÚDE (OMS). Classificação Internacional de Doenças da Organização Mundial da Saúde, décima primeira revisão, CID 11, 2022.

MORENO, J. L. *Psicodrama*. 18. ed. São Paulo: Cultrix, 2015.

PITTLER, M. H.; ERNST, E. "Efficacy of kava extract for treating anxiety — systematic review and meta-analysis". *Journal of Clinical Psychopharmacology*, v. 20, n. 1, p. 84-89, 2000.

RELACIONAMENTO ABERTO é a escolha de 40% dos brasileiros. *Revista Elástica* (Grupo Abril), 29 jul. 2022. Disponível em: https://elastica. abril.com.br/estimulos/relacionamento-aberto-aumento-brasil-mulheres-tabu#:~:text=Uma%20pesquisa%20realizada%20pela%20 Sex,desejo%20de%20abrir%20a%20relação. Acesso em: 12 ago. 2024.

ROJAS-BERMÚDEZ, J. G. *Núcleo do Eu*. São Paulo: Natura, 1978.

SCHELOSKY, L. *et al.* "Kava and dopamine antagonism". *Journal of Neurology, Neurosurgery and Psychiatry*, v. 58, n. 639-40, 1995.

SCHNECK, C. "St. John's wort and hypomania". *The Journal of Clinical Psychiatry*, v. 59, n. 12, p. 689, 1998.

WINSLOW, L. C.; KROLL, D. J. "Herbs as medicines". *The Archives of Internal Medicine*, v. 158, n. 2192-99, 1998.

WONG, A. H. C.; SMITH, M; BOON, H. S. "Herbal remedies in psychiatric practice". *Archives of General Psychiatry*, n. 55, p. 1033-44, 1998.

Os autores

VICTOR ROBERTO CIACCO DA SILVA DIAS é formado em Medicina pela Faculdade de Medicina da Universidade de São Paulo (FMUSP) e em Psicodrama pela Associação Brasileira de Psicodrama (ABPS), em São Paulo. Fundou e coordena a Escola Paulista de Psicodrama e Análise Psicodramática (EPP). É o criador da análise psicodramática e da teoria de programação cenestésica. Tem os seguintes livros publicados pela editora Ágora: *Psicodrama — Teoria e prática*; *Análise psicodramática — Teoria da programação cenestésica*; *Vínculo conjugal na análise psicodramática — Diagnóstico estrutural dos casamentos*; *Sonhos e psicodrama interno na análise psicodramática*; *Sonhos e símbolos na análise psicodramática — Glossário de símbolos*; *Psicopatologia e psicodinâmica na análise psicodramática* (volumes I a IX). Exerce função didática e de coordenação geral na EPP, além de trabalhar em clínica particular como supervisor e psicoterapeuta.

VIRGÍNIA DE ARAÚJO SILVA é formada em Psicologia pela Universidade Estadual de Londrina (UEL), no Paraná. Especializou-se em Psicodrama no Instituto Sedes Sapientiae, em São Paulo, e em Análise Psicodramática na Escola Paulista de

Víctor R. C. S. Dias e colaboradores

Psicodrama e Análise Psicodramática (EPP). É titulada como supervisora didata em Psicodrama pela Federação Brasileira de Psicodrama (Febrap). Exerce atividade didática como professora e supervisora na EPP, além de trabalhar como psicoterapeuta em clínica privada. É coautora dos livros *Psicopatologia e psicodinâmica na análise psicodramática* (volumes II a V, VII e VIII), todos publicados pela editora Ágora.

Ana Elisa Barbosa de Carvalho Fernandes é formada em Psicologia pela Universidade Presbiteriana Mackenzie, em São Paulo. É mestre em Distúrbios do Desenvolvimento pela mesma instituição e especialista em Análise Psicodramática pela Escola Paulista de Psicodrama e Análise Psicodramática (EPP). É professora universitária, exercendo atividade didática e de coordenação. Trabalha em clínica privada como psicoterapeuta e supervisora e exerce atividade didática na EPP.

Elizabeth Grecco é formada em Psicologia pela Universidade de Santo Amaro (Unisa) e especialista em Análise Psicodramática pela Escola Paulista de Psicodrama (EPP). Formada em Terapia de Casal pelo Instituto J. L. Moreno. Especializada em Psicossomática pelo Grupo de Estudos em Psicossomática Somatodrama. Participou do Laboratório do Processo Formativo com Regina Favre. Trabalha como psicoterapeuta em consultório, com adultos e casais.

Katia Pareja é formada em Psicologia pela Universidade São Marcos, com especialização em Psicanálise Winnicottiana pela Pontifícia Universidade Católica de São Paulo (PUC-SP). Formada em Análise Psicodramática pela Escola Paulista de Análise Psicodramática (EPP), atua como psicóloga clínica e psicóloga infantil em consultório privado, além de exercer função didática na EPP. É coautora dos livros *Psicopatologia e psicodinâmica na análise psicodramática* (volumes VII e VIII), publicados pela editora Ágora em 2020 e 2021, respectivamente.

Celso Azevedo Augusto é formado em Medicina pela Pontifícia Universidade Católica de São Paulo (PUC-SP, *campus* Sorocaba). É pediatra e hebiatra pelo Hospital do Servidor Público Estadual do Instituto de Assistência Médica ao Servidor Público Estadual (HSPE/Iamspe), em São Paulo, e psiquiatra pela mesma instituição. Especialista em Pediatria pela Sociedade Brasileira de Pediatria (SBP). Formado em Psicodrama pelo Instituto Sedes Sapientiae e especializado em Análise Psicodramática pela Escola Paulista de Análise Psicodramática (EPP). Atua como psiquiatra, psicoterapeuta e supervisor em clínica particular, além de exercer atividade didática como professor na EPP. É coautor do livro *Psicopatologia e psicodinâmica na análise psicodramática* (volume III), publicado pela editora Ágora, em 2010.

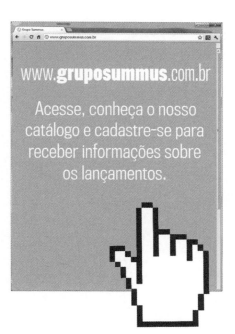

www.gruposummus.com.br